汉竹编著·健康爱家系列

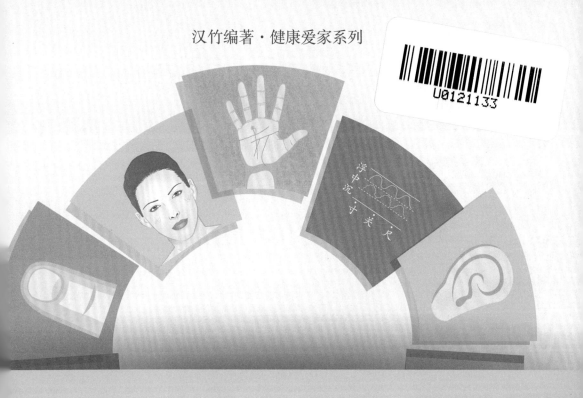

U0121133

零基础
学面诊手诊脉诊

武建设 主编

手机微信扫码
看讲解视频

江苏凤凰科学技术出版社
全国百佳图书出版单位
·南京·

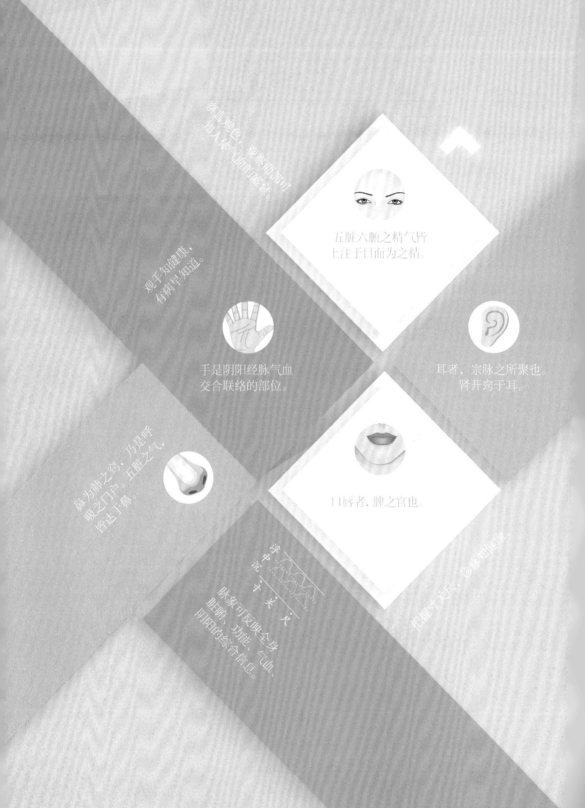

察言观色，观察面部就可知人体气血的盛衰。

五脏六腑之精气皆上注于目而为之精。

观手知健康，存病早知道。

手是阴阳经脉气血交合联络的部位。

耳者，宗脉之所聚也。肾开窍于耳。

鼻为肺之窍，乃是呼吸之门户。五脏之气，皆达于鼻。

口唇者，脾之官也。

把握寸关尺，诊脉知健康。

脉象可反映全身脏腑、功能、气血、阴阳的综合信息。

导读

中医认为"望而知之，谓之神也"。其实大多数疾病可以从人体的外观上发现蛛丝马迹。因为人体的十二条经络，外加任督二脉，都连接着五脏六腑，所以才有"症现于四肢五官，而病存于五脏六腑"之说。四肢和五官不仅是人体重要的器官，而且遍布经络穴位，连接着人体脏腑，通过观察手掌和面部器官，可以体察脏腑、气血、筋骨、经络、精气的变化，进而判断病因、病机、病势、转归、预后等信息，具有相当重要的作用。

面诊、手诊以中医理论为指导，不仅可以诊病，而且在预后、保健方面也越来越受到人们的青睐。面诊、手诊方法独特，疗效灵验，经济安全，易学易用，非常适合居家保健使用。

本书在介绍面诊、手诊知识的同时，还介绍了脉诊知识。脉诊具有悠久的历史，很多人感觉脉诊很神秘，其实通过本书的基础学习后，你会发现中医脉诊其实一点也不难，普通人也能学得会。

面诊、手诊、脉诊是中医神奇的瑰宝，本书本着普及中医知识的原则，首先科学、系统地介绍了面诊、手诊、脉诊的基础知识，然后详细讲解了多种常见病的面诊、手诊和脉诊方法，另外还针对每种疾病的治疗，给出了中医外治和食疗等方法。内容丰富、图文结合、语言通俗易懂，让零基础的中医爱好者也能看得懂、学得会、用得上，是一本实用的中医自诊自疗指导科普书。

面部与人体脏腑对应图

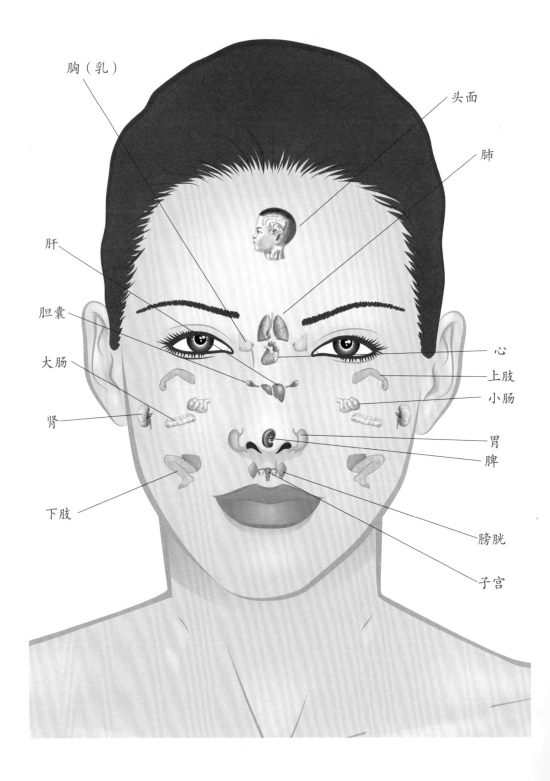

面部八卦分布图

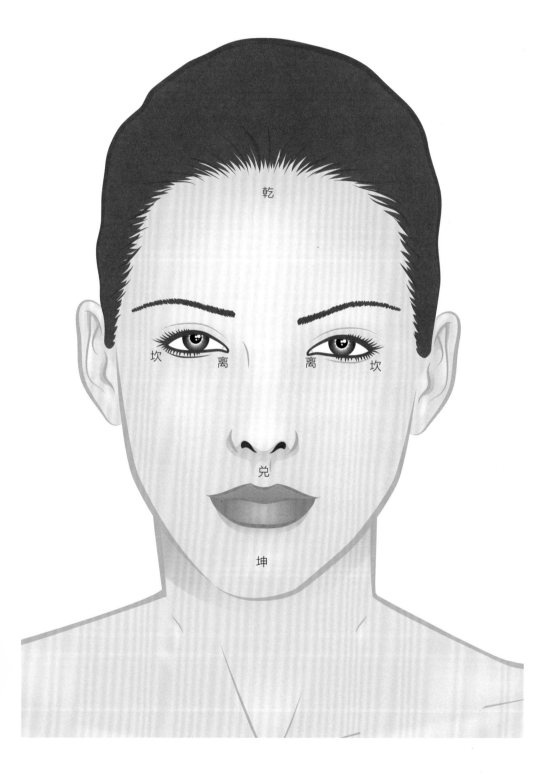

手部与人体脏腑对应图

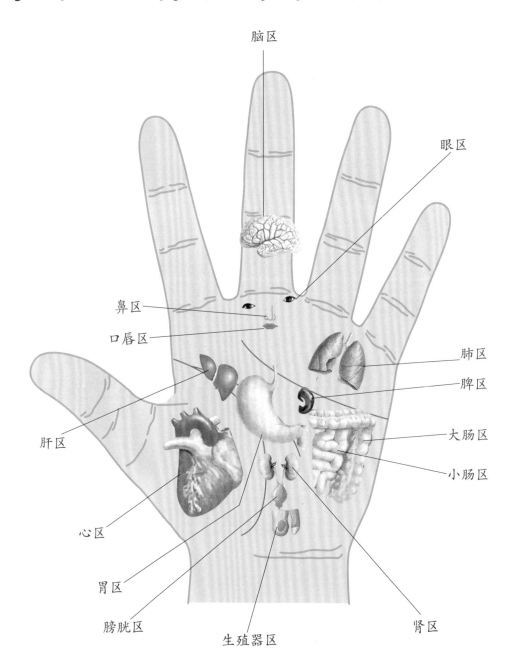

脑区

眼区

鼻区

口唇区

肺区

脾区

大肠区

小肠区

肝区

心区

胃区

膀胱区

生殖器区

肾区

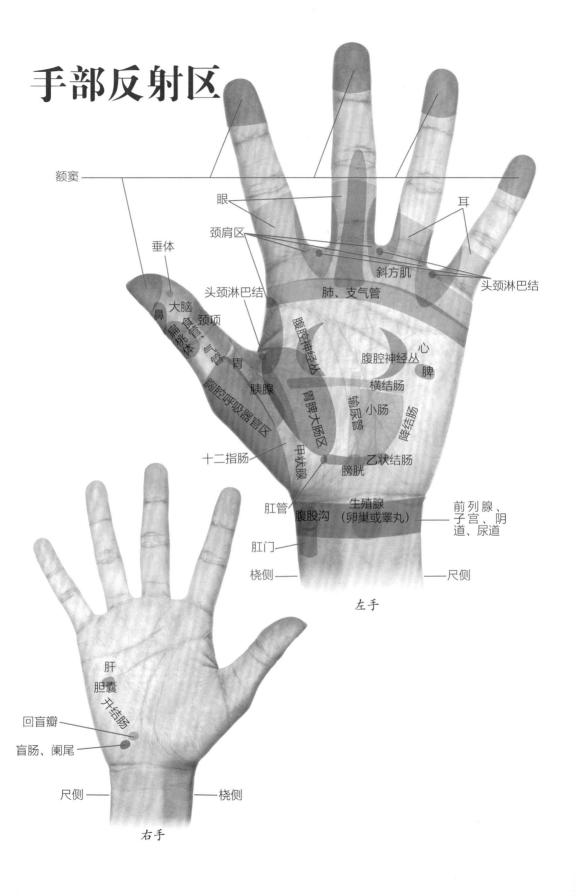

手部反射区

额窦

眼

颈肩区

耳

垂体

斜方肌

头颈淋巴结

肺、支气管

头颈淋巴结

大脑

鼻

食道、气管

头颈淋巴结

颈项

腹腔神经丛

心

脾

胃

腹腔神经丛

胰腺

横结肠

胸腔呼吸器官区

胃脾大肠区

输尿管

小肠

降结肠

十二指肠

甲状腺

乙状结肠

膀胱

肛管

腹股沟

生殖腺
（卵巢或睾丸）

前列腺、
子宫、阴
道、尿道

肛门

桡侧

尺侧

左手

肝

胆囊

升结肠

回盲瓣

盲肠、阑尾

尺侧

桡侧

右手

常见掌纹线示意图

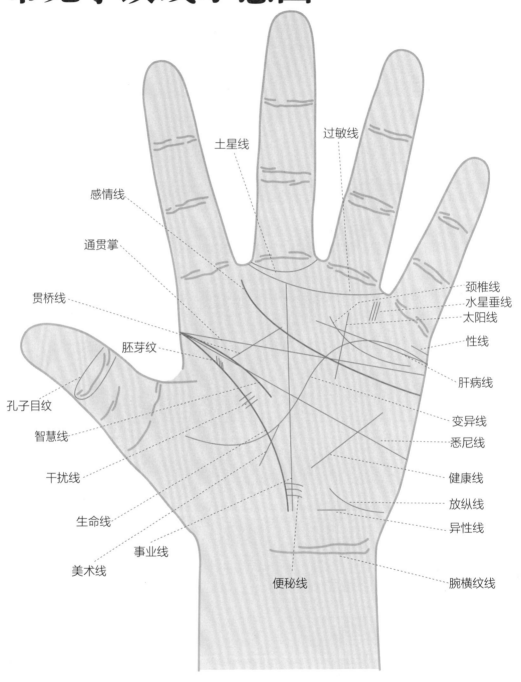

土星线

过敏线

感情线

通贯掌

贯桥线

胚芽纹

孔子目纹

智慧线

干扰线

生命线

事业线

美术线

便秘线

颈椎线

水星垂线

太阳线

性线

肝病线

变异线

悉尼线

健康线

放纵线

异性线

腕横纹线

寸关尺与人体脏腑对应图

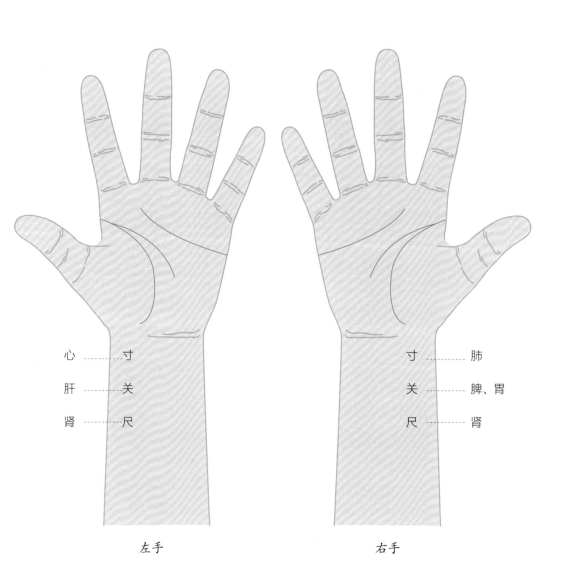

心 ……… 寸
肝 ……… 关
肾 ……… 尺

寸 ……… 肺
关 ……… 脾、胃
尺 ……… 肾

左手

右手

目录

第二章 零基础学手诊

第四章 常见疾病诊疗法

肺气通于鼻，鼻为肺之窍，观察鼻部的微小变化可以自查健康。

 耳者，宗脉之所聚也。耳是人体的采听官，是人体重要的信息接收站，观察耳部可知人体脏腑的盛衰。

 眼为肝之窍，心之使，眼与五脏六腑、经络筋骨、精神、气血关系密切，眼之所以能明视万物，全靠五脏六腑和精气的滋养。

第一章
跟老中医学面诊

　　察言观色，一个人健康与否可以从面部器官观察出来。人的面部为脏腑气血的外荣，又为经脉所聚，故脏腑气血的盛衰、邪气对气血之扰乱都会在面部有所反映。比如一个人健康的时候，脸上富有光泽，显得华润，这表示该人气血充盈；而如果一个人脸色晦暗，或者面无血色，有可能此人的脏腑出了问题。因此可以看出，观察面部可以体察脏腑、气血、肌肉、筋骨、经络、正气等的变化，了解正气的盛衰和邪气的深浅，进而推测病情的进退顺逆。面诊在中医望诊学上具有十分重要的地位，本章重点介绍了面诊的有关知识，跟着老中医，一起来学习丰富的面诊知识吧。

不可不知的面诊入门知识

中医面诊是中国历代医家几千年来诊断疾病的宝贵经验积累，在中国有悠久的历史。想要学习面诊，首先需要了解一些面诊的基础知识，包括面诊的概念、面诊的理论基础、面部器官和人体脏腑的对应关系以及面诊的注意事项等。

什么是面诊

面诊属于中医望诊，就是通过面部反射区观察脏腑疾病与健康状况的诊断方法，通过对面部和五官进行观察，从而判断人体全身与局部的病变情况，简而言之就是"看五官，观气色，辨脏腑疾病"。

面诊需要看什么

面诊主要通过对面部形态、颜色、皮肤、瑕点分布等方面的观察，从而得知脏腑、经络、气血功能的状态。

看面部颜色和光泽。通过观察面部的颜色和光泽，确定气血的盛衰和疾病发展的变化，从而预知人体的健康状况。中国人的皮肤微黄，而且红润有光泽，这些都属于健康的面色。相反，如果颜色和光泽出现异常，就说明可能出现了健康问题。

看人的形体和姿态。其实人的形体和姿态能够提供很多诊病信息。如体形肥胖但吃的东西却很少，这种人大多脾虚有痰；而体形较瘦，但吃的东西却很多，这种人大多胃中有火。人的姿态主要是人整体的一种表现，如有的人喜欢安静，不好动，这种人多属寒证；有的人内心比较急躁，非常好动，这种人多属热证。

看人的精神面貌。精神面貌是人体生命活动的综合体现，要结合精神、眼神、表情、语言及反应等来观察判断。假如一个人神志清楚、目光明亮、语言清晰、反应灵敏，这是健康的表现；相反，如果一个人总是神志不清、目光晦暗、表情淡漠、反应迟钝，呈现出一种精神萎靡的状态，那么这个人基本上就属于患病状态，甚至病情还比较严重。

看人的五官。观五官也是面诊的一个重要方面。中医认为，五脏开窍于五官，所以可以通过观察五官来了解人体五脏六腑的健康状况。目为肝窍，所以肝脏有病多反映在眼睛上，如眼睛赤红且肿，多为肝火或风热所致；肾开窍于耳，所以肾脏有什么异常，多会在耳部有所表现，如耳轮干枯焦黑，多为肾精亏耗；肺开窍于鼻，如果肺部出现了病变，则鼻子也会有异常表现，如鼻翼翕动为邪热蕴肺。

望舌诊病。望舌诊病是中医长期实践积累的独特察病手段，主要观察舌质和舌苔，舌质是舌的肌肉部分，舌苔是舌面附着的苔状物，舌质可以反映五脏的虚实，舌苔可以察外邪侵入人体的深浅，正常人的舌头呈淡红色，舌苔薄白。舌头异常一般从颜色和舌苔两个方面来判定，如红舌主热，淡白舌主虚、寒，紫舌主瘀血，黄苔主里证、热证，白苔主表证、寒证。

为什么观察面部可以诊病

面部为诸多经脉的汇聚之所，通过观察面部可以反映人体各部位的生理信息，而且面部皮肤薄弱，处于人体的最高处，色泽变化易于外露，在望诊中也较容易把握。

中医学经过长期大量的医疗实践，逐渐认识到人体是一个统一的有机整体，以五脏为中心，经络为通道，气血为媒介，内联脏腑，外络肌肤，感观四肢百骸。人体的各个部分相互联系，相互影响，相互作用，因此，体内脏器的变化，会在身体外部表现出来；身体外部的变化，也可以影响到内部组织器官的变化。局部的病变，可影响到全身；反之，全身病变也可在局部，如头发、面部、目、鼻、唇、耳等部位反映出来。因此，通过面部望诊人体各部位的形态、气色等变化，大致可以判断出内在各脏腑的功能状态。这是面诊的理论依据，其相对较完善的理论系统早在《黄帝内经》中就已经形成。如《黄帝内经》所言："视其外应，以知其内脏，则知所病矣。"

身体的变化过程虽然多循序渐进，并且缓慢不易察觉，但是都有蛛丝马迹可循。所以我们平时要留心观察五官，以发现其细微的变化，进而探知变化发生的原因，一方面可以预防疾病，另一方面可以避免疾病发生恶化。

五脏六腑在面部的反射区

　　面部反射区可以反映五脏六腑的变化，如果面部反射区出现了异常或病变，说明五脏也相应地出现了问题。如鼻子的根部叫作"山根"，古称"下极"，是人体心脏的反射区，当此处出现病变时，则说明心脏出现了问题。下面介绍一下头面部反射区与五脏六腑的对应关系。

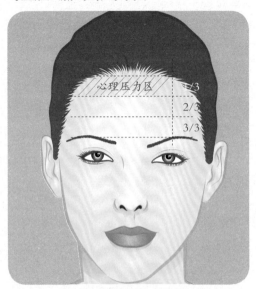

心理压力反射区

　　在额上 1/3 至发际处（即发际一圈）。此处出现青春痘，或和面部颜色不一样，说明此人心理压力比较重；若出现斑点，说明可能心脏有病变，如心肌无力；若有痣或瘊子，说明可能心脏功能先天不足。

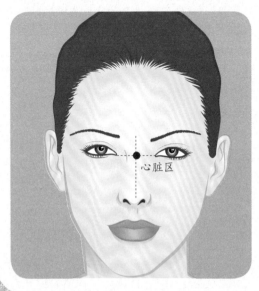

心脏反射区

　　在两眼之间的鼻梁（鼻根）处。若出现横纹或横纹比较明显，说明可能存在心律不齐或心脏状况不好的情况；若此处横纹较深而且舌头上面有很深的竖纹，说明可能存在比较严重的心脏病。

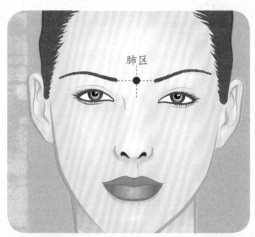

肺反射区

在两眉头连线的中点位置。若额头中间比较凹，且颜色或晦暗，或发青，或有斑，说明此人可能肺部有疾病，呼吸不畅；若有粉刺，说明此人可能近期患过感冒或喉咙痛；若两眉头部位有痣、瘊子或颜色发白，说明此人可能有咽喉炎或扁桃体炎，或胸闷气短，或肺有病；若眉头向上部有凸起，也说明可能存在肺疾。

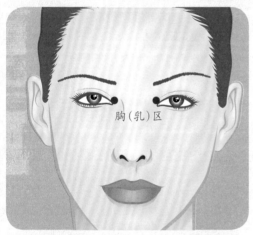

胸（乳）反射区

在两眼角与鼻梁之间。若男性此部位晦暗或发青，说明可能患有胸闷气短；若女性此部位晦暗或发青，说明可能经期乳房胀痛；上眼皮内侧部位有痣、瘊子或眼皮上有粉痘状的突起，说明女性乳房可能有小叶增生，男性可能有胸膜炎；若女性眼角部位有小包，说明女性可能有乳腺增生。

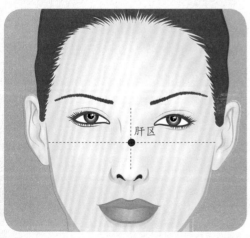

肝反射区

在鼻梁中段（鼻梁最高处）。若此部位颜色青暗或有斑，可能肝有问题；若此部位有青春痘，可能此人肝火旺；若鼻梁高处有斑，可能是肝火大、情绪不稳定等；若鼻梁处一直青到鼻头，要警惕癌或瘤。

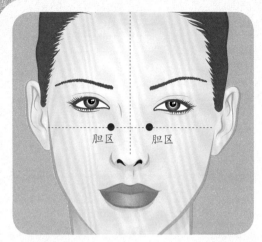

胆反射区

在鼻梁高处的外侧部位。若此部位有红血丝、青春痘，或早晨起床后嘴里发苦，可能胆部有了轻微炎症；若有斑，可能是胆囊炎；若有竖褶纹，或笑时有竖褶纹，可能胆囊有问题；若此部位有痣、痦子，可能胆功能先天不足，或有可能是胆结石。

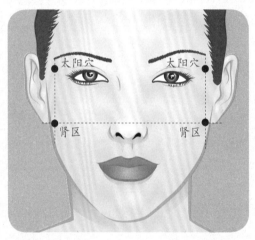

肾反射区

从太阳穴处垂直向下，与两耳垂之间连线交叉点处就是。若此部位有红血丝、青春痘或有斑，说明此人可能肾虚，会出现倦怠、腰部或背部酸痛；此部位有很深且较大的斑点，极有可能是肾结石；若此部位有痣或痦子，说明此人可能肾功能先天不足，会出现腰、腿及背部酸疼。

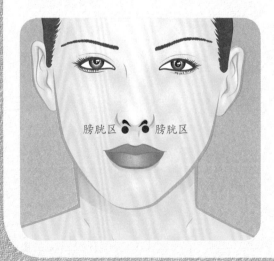

膀胱反射区

在鼻下人中两侧的鼻根部位。若此部位发红，或有红血丝、青春痘、脓疮等，说明此人可能有膀胱炎，会出现小便赤黄、尿频，也可引起腰部酸痛。若女性患膀胱炎，往往是妇科疾病所致；若鼻根发红，但无尿频、尿急症状，且整个鼻梁骨发红，可能是鼻炎的征兆。

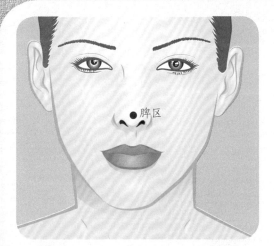

脾反射区

在鼻头。若鼻头发红，或有酒糟鼻，或鼻头肿大，说明脾热或脾部肿大，往往出现头重、脸颊疼、心烦等症；若鼻头发黄或发白，说明可能是脾虚，往往会出现汗多、畏风、四肢懒动、倦怠、不思饮食等症。

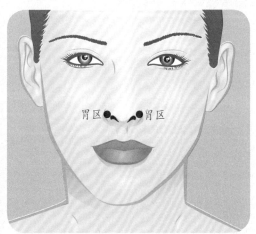

胃反射区

在鼻翼。若鼻翼发红，可能有胃火，易饥饿，有口臭。若红血丝比较严重，说明可能有胃炎；若鼻翼灰青，说明可能有胃寒；若鼻翼部发青、发癟、经常胃痛且持续时间较长，可能患有萎缩性胃炎；若鼻翼薄且沟深，亦可能是萎缩性胃炎。

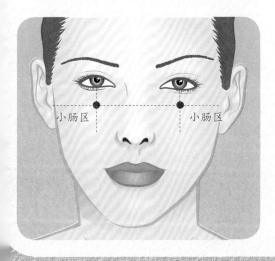

小肠反射区

在颧骨下方偏内侧部位。若此部位有红血丝、青春痘、斑、痣或痦子，说明小肠吸收功能不好，身体看起来往往较为瘦弱。

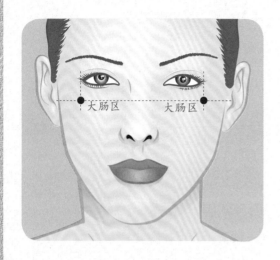

大肠反射区

在颧骨下方偏外侧部位。若此部位有红血丝、青春痘、斑、痣或痦子，说明此人大肠排泄功能失调，往往存在大便干燥、便秘或便溏；若此部位有呈半月状的斑，说明此人易便秘或有痔疮。

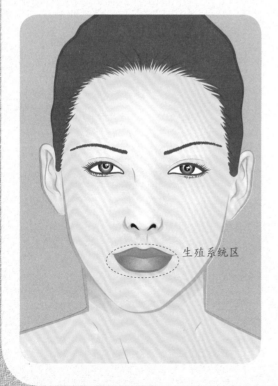

生殖系统反射区

在人中及嘴唇四周部位。若女性嘴唇下面有痣或痦子，并且下巴发红，而肾反射区比较光洁，说明此人可能存在腰部酸痛；若女性嘴唇四周有痣、痦子，或女性嘴唇四周发青、发乌或发白，并且肾反射区有异常，说明此人可能性冷淡；若女性人中有痦子，说明子宫可能有问题；若男性嘴唇上周有痣、痦子，并且肾功能反射区也不好，可能生殖系统有问题；若40岁以上的男性上嘴唇比较厚，可能是前列腺增大；若上嘴唇有粉刺，并且反复发生，说明可能患有前列腺炎；若男性上嘴唇不平，有沟，说明可能有性功能障碍。

面诊适宜在早晨进行

面诊最好选择在早晨进行，因为此时人之气血未乱，并且没有情绪变化和运动等因素的影响，面色最为自然。如果有疾病，便很容易从面部显示出来。自己若能把握自己面色的变化，可及时发现体内之端倪。

面诊时不要化妆

化妆品会遮盖皮肤的真实颜色，不利于疾病的判断。如萎黄的面色是脾虚证的表现，经过面部化妆后，红润的面色可能使医生做出错误的诊断。口红会让一个因阳虚而唇色苍白的人变成气血调和的"正常人"。所以患者，尤其是女性患者看病前切勿化妆，让医生看到一个真实状态的你，这样有助于准确诊断。

面诊前不宜摄入有颜色的食物或饮品

就诊前如果吃了番茄、甘草片、杨梅、乌梅等有颜色的食物或药片，容易造成误诊。因为番茄会使口腔、嘴唇泛红，而杨梅、乌梅等容易使舌苔变黑，而咖啡、蛋黄、橘子及黄色的药片、口服液则会使舌苔变黄，这些都会影响面部和舌苔的颜色，从而影响疾病的诊断。

面诊时心态要平和

面诊时还必须考虑情绪对面色的影响。《望诊遵经》认为："望色还须气息匀。"当人们处于愤怒、悲伤或狂喜的情绪时，面色会表现出不同于平时的颜色。所以面诊时尽量保持身心平静，尽量避免气色受情绪因素影响。

季节的变化对面色的影响

由于人体脏腑与面部相对应，而五脏又对应不同的季节，所以面色会随着季节的变化而变化。春季对应肝，主青色，春季面色略青；夏季对应心，主赤色，夏季面色略赤；长夏对应脾，主黄色，长夏面色略黄；秋季对应肺，主白色，秋季面色略白；冬季对应肾，主黑色，冬季面色略黑。

身体好不好，观察面部就知道

察言观色，一个人健康与否从面部可以看出来。面部的变化与内脏疾病息息相关，当内脏发生病变，会在面部有所反映。

面部诊病有根有据

面部为脏腑气血的外荣，又为经脉所聚，《灵枢·邪气脏腑病形》曰："十二经脉，三百八十五络，其血气皆上于面而走空窍。"面部络脉丰富，气血充盛，加之面部皮肤薄嫩，故色泽变化易显露于外。《望诊遵经·五色相应提纲》说："尝考《内经》望法，以为五色形于外，五脏应于内，犹根本之与枝叶也。色脉形肉，不得相失也，故有病必有色，内外相袭，如影随形，如鼓应桴。"故脏腑气血的盛衰，邪气对气血之扰乱，都会在面部有所反映。从面部的望诊，不仅能诊察出面部本身病变，而且可以了解正气的盛衰及邪气的深浅，推测病情的进退顺逆，确定其预后。因此，面诊在诊断学上具有十分重要的意义。

十二经脉示意图

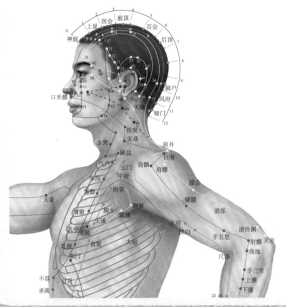

- - - - - 手太阴肺经 LU
───── 足太阴脾经 SP
- - - - - 手厥阴心包经 PC
───── 足厥阴肝经 LR
- - - - - 手少阴心经 HT
───── 足少阴肾经 KI
- - - - - 手太阳小肠经 SI
───── 足太阳膀胱经 BL
- - - - - 手阳明大肠经 LI
───── 足阳明胃经 ST
- - - - - 手少阳三焦经 TE
───── 足少阳胆经 GB

面部与脏腑的对应分布

　　面部反映整体各部位生理信息，使面部成为整体完整的缩影。面部的各个部位分属不同的脏腑，是面部望诊的基础。传统的面部脏腑是在《黄帝内经》有关脏象、气血、经络分布的理论基础上形成的。根据《黄帝内经·灵枢·五色篇》的分法，把整个面部分为：鼻部称为明堂，眉间称为阙，额称庭（颜），颊侧称为蕃，耳门称为蔽。

　　图中面部各部位与五脏相关位置是：庭为首面，阙上为咽喉，阙中（印堂）为肺，阙下（下极、山根）为心，下极之下（年寿）为肝，肝部左右为胆，肝下（准头）为脾，方上（脾两旁）为胃，中央（颧下）为大肠，挟大肠为肾，明堂（鼻端）以上为小肠，明堂以下为膀胱、子宫。

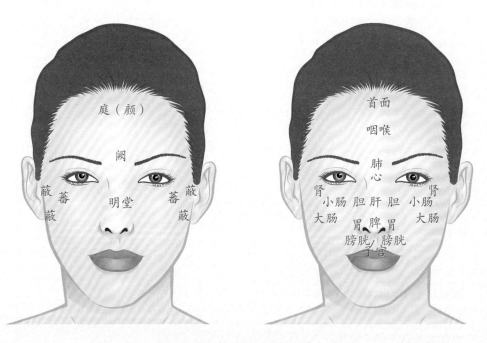

面部与脏腑对应分布图

望面色诊病

面色可以说是健康的温度计，通过观察人面部皮肤颜色、光泽的变化，可了解脏腑的虚实、气血的盛衰、病性的寒热、病情的轻重和预后，以判断人体的健康状况。

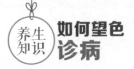

养生知识

如何望色诊病

望面色诊病主要通过观察面部皮肤颜色、光泽的变化来诊察病情。

面色发红

体内有热

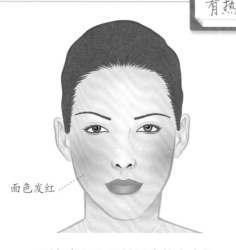

面色发红

面色发红主要是因为体内有热。气血得热则行，热盛而血脉充盈，血色上荣，故面色赤红。

面红伴咽喉红肿疼痛： 外感风热。

面色边缘很红： 阳明经热。

面红伴失眠、五心烦热： 阴虚内热。

面色白而两颧红，呼吸短促，四肢厥冷： 患病日久，阳虚阴盛。

面色发白

体内虚寒

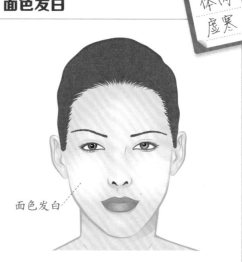

面色发白

因面部缺乏血色而发白称为"面色白"，由营血不荣于面所致。白色主虚寒证、血虚证，为气血虚弱不能营养机体的表现。

面色淡白，消瘦，头晕： 体内血虚。

面色无光，倦怠无力： 阳气虚弱。

面色苍白，腹痛剧烈： 阴寒内盛。

面色苍白，汗多而凉，四肢厥冷： 体内阳气突然衰竭。

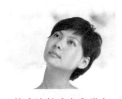
▲注意比较病色和常色，把患者的面色与人群的常色比较来加以判断。

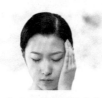
▲注意面部色泽的变化，病情发生变化，面部色泽也会相应地发生变化。

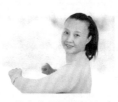
▲以患者的整体面色为主，并以面色的荣润或晦暗作为判断的依据。

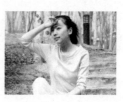
▲面诊应排除非疾病因素的干扰，如运动过后不宜立即面诊。

面色发黄

脾胃气虚

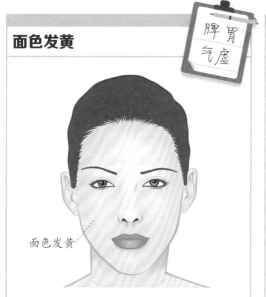

面色发黄

　　黄色是脾虚湿蕴的表现。因脾主运化，若脾失健运，水湿不化，或脾虚失运，水谷精微不得化生气血，致使肌肤失于充养，则见黄色。

面色淡黄，憔悴： 脾胃气虚。

面色发黄且虚浮： 脾虚失运，湿邪内停所致。

黄色鲜明，如橘皮色： 湿热熏蒸。

黄而晦暗，如烟熏： 寒湿瘀阻。

面色发黑

肾气不足

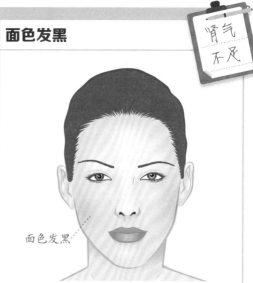

面色发黑

　　黑为阴寒水盛之色。由于肾阳虚衰，水饮不化，气化不行，阴寒内盛，血失温养，经脉拘急，气血不畅，故面色黧黑。

面色黧黑，晦暗： 肾阳不足。

面黑而焦干，发脱齿摇： 肾精亏耗。

眼眶周围色黑： 肾虚水泛。

面色发黑，肌肤粗糙，口干不欲饮： 寒凝瘀阻。

望面部形态诊病

人体面部变化与内脏疾病息息相关，当内脏发生变化时，在面部也会有所反映。面色无华、肌肤粗糙、斑点很多，往往源于五脏功能失调。

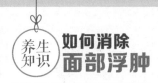

面部浮肿

脾阳不足

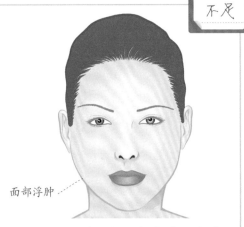

面部浮肿

面部浮肿是指面部水分过多造成血液循环不畅所形成的浮肿。面部浮肿通常为慢性病的症状之一，分为气肿和水肿。气肿为气虚所致，水肿为水邪所患，后者比前者严重。

面部浮肿、苍白, 气喘息短: 肺气虚。

面部发胀: 脾阳不足。

面部局部红肿: 过敏引起。

面部以及身体浮肿: 可能有肾脏或心脏疾病。

面部青筋明显

体内有瘀

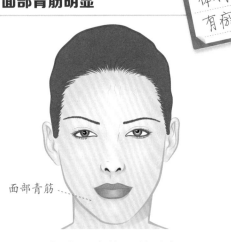

面部青筋

面部出现青筋，说明痰、湿、瘀、毒等积滞于体内，不能排出体外，从而阻滞气血循环，导致青筋在人体表面出现凸起、曲张、扭曲、变色等情况。

太阳穴青筋凸起: 提示头晕、头痛。

额头有青筋: 压力大，下焦有问题。

鼻梁青筋凸起: 积滞、消化不良。

嘴角或下巴有青筋: 生殖系统疾病。

青筋凸起、扭曲、紫暗: 易患冠心病。

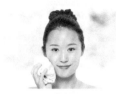

▲用毛巾冷热交替敷脸，促进肌肤血液循环，有助于排出面部多余水分。

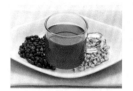

▲多吃利水消肿的食物，如红豆、薏米、冬瓜等，促进代谢消水肿。

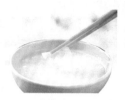

▲清淡饮食，少吃油腻、重口味食物，常吃低盐、低糖、低油食物。

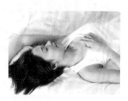

▲作息规律，保证睡眠，有助于保证人体新陈代谢正常。

面部抽搐

肝气郁结

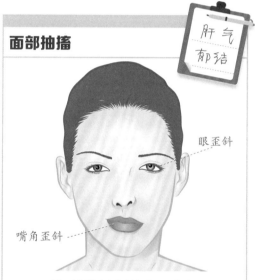

眼歪斜

嘴角歪斜

　　面部抽搐是指眼睑、嘴角及面颊肌肉的抽搐。多与情志因素有关，女性多于男性。肝气郁结、风邪阻络、肝风内动、风痰阻络等原因都会引起面部抽搐。

抽搐，伴头晕、耳鸣： 肝气郁结。

突然抽搐，伴有头痛、流泪等： 风寒外袭，阻于阳明络脉。

面部抽搐，患侧肌肉发麻： 久病气虚，风痰阻络所致。

面部出现蜘蛛痣

慢性肝炎

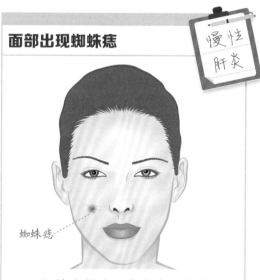

蜘蛛痣

　　蜘蛛痣是由一支中央小动脉及许多向外发散的细小血管形成，形状如蜘蛛而得名。病理性蜘蛛痣常见于急、慢性肝炎或肝硬化，也见于妊娠期女性及健康人。

青春期、妊娠期女性出现蜘蛛痣： 雌激素分泌过多导致，属正常现象。

男性或老年女性突然出现蜘蛛痣： 有可能是慢性肝炎或肝硬化。

蜘蛛痣急剧增多： 肝病恶化的信号。

观眼知健康

眼为视觉器官，属五官之一，与脏腑有密切联系，故观察眼的异常变化，便可以了解脏腑的病变。

眼部诊病有根有据

《黄帝内经·灵枢》指出："五脏六腑之精气皆上注于目而为之精。"说明目与五脏六腑、筋骨经络、精神、气血都有密切关系。眼之所以能明视万物，辨别颜色，全靠五脏六腑精气的滋养。脏腑、经络功能失调，常可反映于眼部，甚至累及眼部引起眼疾。反之，眼部疾病也可通过经络影响相应的脏腑，以致引起全身性反应。因此，通过眼诊既可以辨别眼睛疾病，也可体察五脏六腑的变化，对某些疾病进行诊断。

眼与脏腑的对应分布

眼和五脏有着很密切的关系，结合眼和经络的关系，可以对眼进行合理的经区划分，以方便认识眼和五脏的关系。具体方法如下。

两眼向前平视，经瞳孔中点画一条水平线并延伸过内外眦，再经瞳孔中心画一垂直线，延伸过上、下眼眶。于是就把眼球分为四个象限，再把每个象限划分为两个相等的区，即成四个象限、八个等区。此八个相等区就是八个区域，每个区域都有相应的脏腑分布。

1区为肺、大肠；2区为肾、膀胱；3区为上焦（包括膈肌以上的胸、背部、胸脘内在脏器、颈项、头面、五官和上肢）；4区为肝、胆；5区为中焦（包括膈肌以下、肚脐以上、上腹部、腰背及其内在脏器）；6区为心、小肠；7区为脾、胃；8区为下焦（包括肚脐水平以下、小腹、腰骶、髂、臀、盆腔、生殖及泌尿系统和下肢）。具体图示如下。

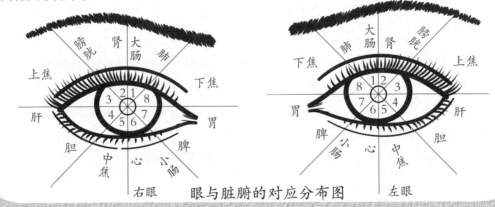

眼与脏腑的对应分布图

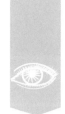

望眼睛颜色诊病

眼睛颜色的变化可以反映人体的健康状况。通过观察双眼的颜色和血丝的颜色来体察身体相应脏腑是否发生了病变。

望眼睛颜色知健康

眼睛比较容易观察的部位有白睛（俗称眼白）、虹膜（俗称黑眼球）等，白睛青白洁净为正常色，如果白睛的颜色发生异常变化，如发红、发黄，或出现瘀斑等都是不健康的表现。虹膜的正常颜色主要是黑色，只是深浅和形态不同而已，如果虹膜上有黑点，要引起注意了。

眼睛养护重点

注意用眼卫生，避免强光刺激，不要长时间看手机、电脑等电子产品；饮食要清淡，忌辛辣刺激性食物；作息要规律，尽量不要熬夜。

按揉青灵穴

保养眼睛小妙招

青灵穴有理气止痛、宽胸宁心的功效，经常拍打或按揉此穴位，可以缓解眼睛发黄，对神经性头痛、心绞痛等也有很好的调理作用。

眼睛颜色对应病症

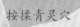

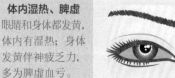

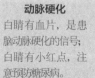

有热、感染病毒
白睛红赤，伴有恶寒发热，体内有热；眼睛红赤灼热，可能是感染了病毒。

心脏有问题
心脏区常出现大小不一的黑点，有患冠心病、心肌梗死、心脏病的风险。

| 白睛发黄 | 白睛发红 | 白睛有血片 | 虹膜上有黑点 | 白睛红中带黑 |

体内湿热、脾虚
眼睛和身体都发黄，体内有湿热；身体发黄伴神疲乏力，多为脾虚血亏。

动脉硬化
白睛有血片，是患脑动脉硬化的信号；白睛有小红点，注意预防糖尿病。

久治不愈
多为疾病久治不愈，入里化热，热灼血滞，瘀血内生。一般病程长、瘀血重。

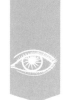

望眼睛形态诊病

除了可以通过观察眼睛的颜色来诊断疾病，眼睛的形态也可以作为诊断的标准，眼睛如果出现其他异常表现也应引起注意。

望眼睛形态知健康

观察眼睛的形态其实就是观察眼睛的整体状态是否正常，如果眼睛出现了异常变化，如不正常的流泪、眼皮浮肿、瞳孔异常等，说明身体出现了健康问题，如眼睛流泪是肝功能不好的表现，眼皮浮肿可能是内脏代谢出现问题，瞳孔异常是某些大病的先兆。

如何消除脂肪粒

注意眼部清洁，以保证皮肤正常的排泄和吸收；注意饮食，多吃清淡食物，少吃高脂肪食物；每天按摩眼周围肌肤，促进血液循环，帮助眼部皮肤代谢。

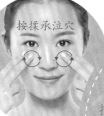

按揉承泣穴

保养眼睛小常识

按摩承泣穴，对经常眼泪失控的人有很好的调理作用，还可以治疗许多眼科疾病，如近视、夜盲、青光眼、结膜炎等。

眼睛形态对应病症

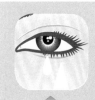

脑卒中
瞳孔一大一小，或一侧收缩的速度较慢或幅度较小，可能患脑卒中。

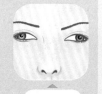

肾、肠胃功能异常
肾、肠胃功能代谢异常，体内便会有水分积聚，可能导致眼皮浮肿。

眼睛不正常流泪	瞳孔异常	外斜视	眼皮浮肿	脂肪粒

肝血不足
眼睛不正常流泪是肝血不足的表现，肝经虚寒和肝肾两亏都会出现流泪。

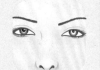

癌症、糖尿病
若双眼外斜，可见于癌症或一氧化碳中毒；若一眼外斜，可见于糖尿病。

胆固醇过高
眼皮或眼睛周围长脂肪粒，有可能是体内胆固醇过高导致的。

中医舌诊，有病早知道

舌诊是中医必须掌握的一种辨证方法，在舌诊中，尤其以舌苔为重。从中医理论来说，观舌色可知疾病之性质，正气之虚实；看舌苔可辨邪气之深浅，胃气之存亡；再审其润燥，可验六淫病邪之变化，机体津液之损伤。

望舌诊病有根有据

中医认为，舌为心之苗窍，人体有很多经络与之相通，故人体的经络脏腑、营卫气血、表里阴阳、寒热虚实的病情变化，皆可形成于舌。舌苔乃胃气所熏蒸，表现于舌黏膜，五脏皆禀气于胃，故可借以诊五脏之寒热虚实。舌诊主要根据舌及苔之形状、色泽、润燥等方面的变化，以辨别病邪之性质，区分卫气营血之证候类型，判断津液之存亡。

中医将舌体划分为三焦

舌分为舌尖、舌中、舌根、舌边四部分，中医舌诊又把舌体划分为上、中、下三焦，其尖部为上焦，中部为中焦，根部为下焦。其脏腑分属为：舌尖候心和肺；舌中候脾和胃；舌之两边候肝和胆；舌根候肾。

国外有学者通过针刺测量仪测量得出：躯体在舌的投影中，其上部相当于舌体前部，其下部相当于舌体的后部。这与中医的划分方法基本是一致的，舌尖主心、肺，舌中主脾、胃，舌边主肝、胆，舌根主肾。

下面是舌与脏腑的对应分布图，可以更直观地了解舌的分区以及舌与脏腑的关系。

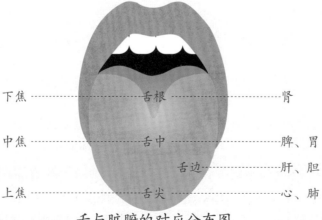

舌与脏腑的对应分布图

看舌形、舌面

舌头的形态变化能够反映人体的健康状况，可以反映营卫气血、表里阴阳、寒热虚实的病情变化。舌头的不同形态，舌头上有无红点等都和脏腑的健康与否有很大的关系，所以观察舌形、舌面也是舌诊的重要方面。

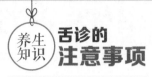

养生知识　**舌诊的注意事项**

舌诊时应该注意一些外界因素的影响，以免造成误诊。

舌有红点

内热过盛

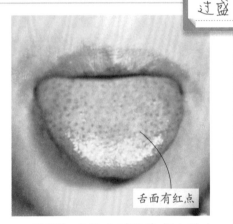

舌面有红点

舌面红点是由舌乳头充血肿大而凸显出来的，正常情况下不会高出舌面，如果舌乳头增大，就形成了芒刺。当舌头上出现红点或芒刺时，说明内热过盛，可能体内有炎症。

舌尖有红点、芒刺：心火亢盛。

舌中有红点、芒刺：胃肠热盛。

舌两边有红点、芒刺：肝胆火旺。

小红点有凹陷，舌苔少，且十分干燥：慢性病加重的信号。

舌有裂纹

内有实热

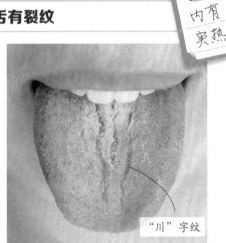

"川"字纹

舌面上有像沟壑一样的裂纹，其形状有横形、纵形或"川"字形等，裂痕中一般无舌苔覆盖，大多是由精血亏虚无力濡养舌头，身体中内热较盛，耗伤津液造成的。

舌有横裂纹：多为老年阴虚。

舌绛无苔或有横纹：阴虚液涸。

舌有"川"字纹：内有实热。

舌淡白而有裂纹：精血亏虚。

舌绛而边尖破裂：心火上炽。

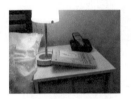

▲望舌应以白天柔和的自然光线为佳，不要在晚上昏暗的灯光下进行。

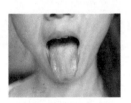

▲舌诊时保持坐位，自然伸舌，舌体放松，舌面平展，舌尖自然下垂。

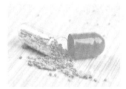

▲某些食物、药物可影响舌苔颜色，造成变色假苔，应注意多加问诊来鉴别。

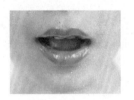

▲口腔也会对舌象有影响，舌诊时应仔细辨别，以免误诊。

舌有齿痕

脾肾阳虚

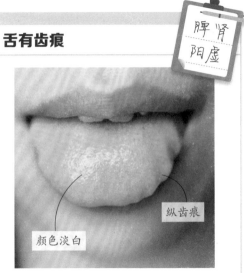

纵齿痕

颜色淡白

　　舌体比正常舌大，舌吐满口，舌头边缘不平整，出现类似齿痕的状态。如果舌体本身颜色偏白，舌苔也偏白，说明脾肾阳虚，身体内有水湿痰饮。

舌淡白湿润而有齿痕： 寒湿壅盛。

舌淡红而有齿痕： 脾虚。

舌红而肿胀，边有齿痕： 痰浊壅滞。

舌面水滑，舌体圆大胖嫩，边有齿痕： 脾阳虚。

舌头胖大

脾虚肾虚

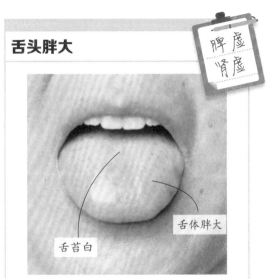

舌体胖大

舌苔白

　　舌体较正常舌明显增厚、肿大，伸舌时舌体满口，这主要是由脾之阳气虚衰，或兼寒湿而致舌体胖大、虚浮、嫩软色淡，也常有齿痕，属虚证。可分为脾虚和肾虚两种类型。

舌体胖大，舌边有齿痕，舌苔薄白： 水饮痰湿阻滞。

舌白胖嫩，舌面水滑： 脾肾阳虚。

舌大胖嫩，边有齿痕： 肾虚水泛。

舌胖大，黄腻苔： 湿热痰饮上溢。

看舌头颜色

观察舌头颜色也是判断疾病的一个重要标准，正常人的舌头颜色一般是淡红色的，如果舌头发红，说明体内有热；舌头发白，说明身体寒、偏虚；舌头发紫，说明体内有瘀。舌头颜色不同，反映出身体状况不同。

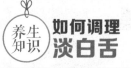

养生知识　如何调理淡白舌

淡白舌大多是气虚和阳虚所致，改善舌色的重点在于补虚祛寒，益气生血。

舌色淡白

体内虚寒

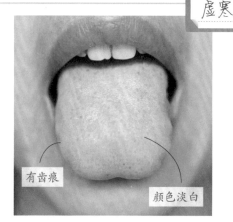

有齿痕

颜色淡白

舌色较正常舌色淡，白多红少，甚至全无血色，称为淡白舌。阳气不足，生化阴血的功能减弱，血液运行无力，使血液不能充分营运于舌中，故舌色浅淡而白，为气血双亏。

舌质淡白胖嫩，有齿痕： 阳气衰弱。

舌质淡白而瘦小： 气血亏虚。

舌色较淡，仍见红色： 虚证尚轻。

若舌色枯白，血色全无，口唇、齿龈均呈白色： 虚证较甚。

舌色鲜红

体内有热

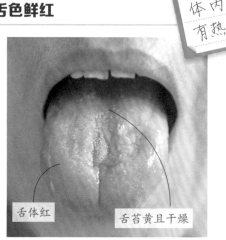

舌体红

舌苔黄且干燥

舌色鲜红，同正常舌颜色相比较深，称为红舌。红舌主热证，可能是身体积热过多、缺乏水分所致。

舌尖红且有芒刺： 心火上炎。

舌色红，舌苔黄且干燥： 内有实热。

舌体红且舌苔少或无苔： 阴虚内热。

舌边发红： 多为肝胆热盛。

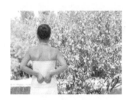

▲多让后背晒晒太阳，阳虚的人体内有寒，晒太阳可补充阳气。

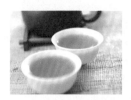

▲气血亏虚及阳虚的人宜喝红茶，可暖胃、醒神，还能温补阳气。

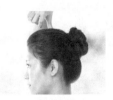

▲每天按摩百会穴3~5分钟，可提升督脉阳气，具有补气回阳的作用。

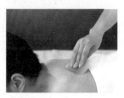

▲轻轻刮拭背部，可激发背部阳气，补充全身阳气。

舌色绛红

热邪炽盛

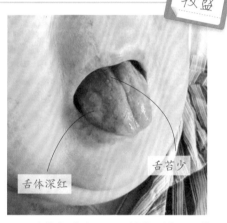

舌体深红

舌苔少

舌体颜色深红，是热邪深入营血的表现，由于阳热亢盛，气血运行迅速，舌体脉络充盈，故舌体鲜红或绛红，与高热、脱水、昏迷、维生素缺乏等因素有关。

舌色红绛而舌体干燥，有芒刺或裂纹： 内热炽盛，热入营血，实热型。

舌色暗，舌苔少，或有裂纹： 阴虚型。

舌头中间呈绛红色： 说明脾胃有火。

舌头淡白带红色： 多为虚火旺。

舌色青紫

气血不畅

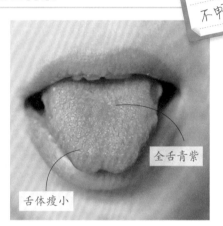

全舌青紫

舌体瘦小

舌体局部或全部呈青紫色的舌象，称为青紫舌。青紫舌多因气血运行不畅使舌体血络青紫，与静脉瘀血、血流缓慢、微循环障碍、缺氧、毛细血管变形等有关。

全舌淡紫带青、润滑，舌体瘦小： 寒邪入侵，阴盛阳衰。

全舌或舌边青紫而暗，舌边有瘀斑： 瘀血阻络。

舌头经常呈紫色： 警惕癌症的发生。

看舌苔颜色

因舌苔由胃气所生，而五脏六腑皆禀气于胃，因此，舌苔的变化可反映脏腑的寒、热、虚、实，以及病邪的性质和病位的深浅。

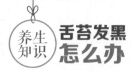

养生知识

舌苔发黑怎么办

舌苔发黑应该从饮食、作息习惯、中医疗法等几方面进行调理，以增强抵抗力。

白苔

表证
寒证

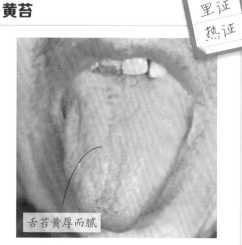

舌苔白而滑润

舌苔颜色呈白色，称为白苔，一般为表证和寒证的表现。白苔可见于多种情况，故仅以白苔辨证较为困难，还应结合舌苔的润燥、舌质的深浅以及全身证候进行判断。

舌苔薄白而干燥：热证或感受燥邪。

舌苔白厚而干燥：湿浊化热伤津。

舌淡苔白而滑润：寒证或寒湿证。

舌苔白滑而黏腻：痰湿困于脾。

舌苔白滑而腐：胃腑蕴热。

黄苔

里证
热证

舌苔黄厚而腻

黄苔颜色有淡黄、嫩黄、深黄、焦黄等，多分布于舌根及中间部分，亦可遍布全舌。黄苔主里证和热证，黄苔中有厚薄、润燥、腐腻的不同。

舌苔薄黄而干燥：里热较盛。

舌苔黄，干燥生刺，有裂纹：里热极盛，津液大伤，脏腑大热。

舌苔黄厚而腻：食积或湿热内蕴。

舌苔黄滑而润：阳虚的表现。

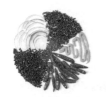

▲忌食辛辣、刺激、油炸的热性食物，多食富含维生素的水果和蔬菜。

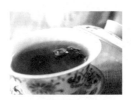

▲可用人参片、红枣泡水喝，人参可补元气，红枣可活血补血。

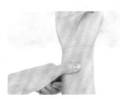

▲如果有黑厚腻苔，可经常按摩内关穴，能活血化瘀，畅通气血。

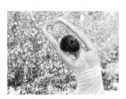

▲加强锻炼，运动量和运动时间要适量，以身体发热、微微出汗为宜。

灰苔

湿浊困阻

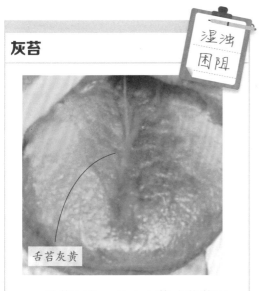

舌苔灰黄

　　舌苔灰色，是由白苔或黄苔向黑苔转化的中间状态，大多出现在慢性病或病程较长的患者中，或肝郁气滞、肝气犯胃、肝胃不和，或脾胃失调等。

舌苔灰薄而润滑： 寒湿内阻。

舌苔灰黄而干燥： 热病或阴虚火旺。

出现灰白苔： 内脏功能减退。

黑苔

邪热加重

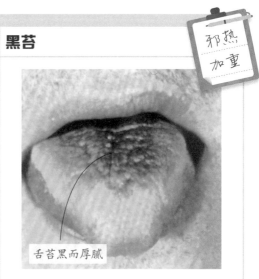

舌苔黑而厚腻

　　舌头表面有一层黑苔，大多由黄苔或灰苔转化而成，表明病情极其严重，或是病情有慢性化的趋势。根据舌苔厚度和润燥程度，可以分为薄黑苔、黑干苔、黑厚腻苔等。

舌苔黑而薄： 病情较重

舌苔黑而干燥： 热盛津亏。

舌尖苔黑而干燥： 心火较盛。

舌苔黑而润滑： 阳虚阴寒极盛。

舌苔黑而厚腻： 热邪和湿气较重。

看苔质的变化

除了可以通过观察舌苔的颜色诊病，还要结合舌苔的厚薄、润燥以及有无舌苔来判断疾病，舌苔薄厚的变化，是正邪进退的反映。

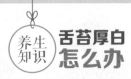

养生知识　舌苔厚白怎么办

舌苔厚而白，可能是脾胃寒湿阻滞所致，治疗原则以温中健脾为主。

厚苔

寒湿阻滞

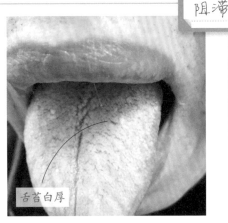

舌苔白厚

厚苔是指舌苔较平常舌厚，不能通过舌苔看到舌质的颜色，说明病情由轻转重，或有肠胃积滞的现象。舌苔的厚薄有助诊断正邪盛衰和病情的深浅轻重。

舌苔黄厚而干： 热盛伤阴。

舌苔白厚腻： 脾胃寒湿阻滞。

舌苔白厚堆积如粉： 寒痰积滞。

舌苔由薄变厚： 病情由轻变重。

舌苔由厚变薄： 病情好转。

燥苔

胃热炽盛

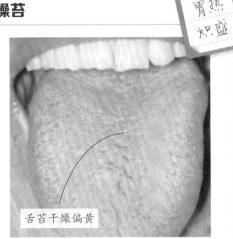

舌苔干燥偏黄

舌苔干燥，缺少津液，称为燥苔，严重时甚至会出现舌苔干裂的现象。当身体中有炎症或者慢性病时会导致身体中积累过多的热，使得体液减少，无法滋润舌头，造成舌头干燥。

舌苔干燥偏白： 身体水液循环不佳。

舌苔干燥而色黄： 胃热炽盛。

舌苔干燥而色黑： 热极伤津。

舌苔干燥色黑且有芒刺： 属热极，津液枯竭。

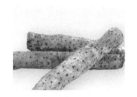
▲ 多吃山药、香菇、板栗、红枣等食物，可以补脾健胃，养血安神。

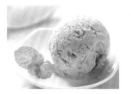
▲ 少吃寒凉、生冷的食物，如冰激凌、雪糕等，避免胃部受凉。

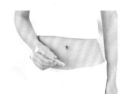
▲ 艾灸关元穴，每次 10~15 分钟，可补充阳气，缓解脾胃虚寒症状。

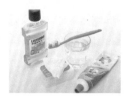
▲ 每天晨起和睡前要刷牙，饭后用盐水或漱口水漱口，保持口腔卫生。

腐苔

内热过盛

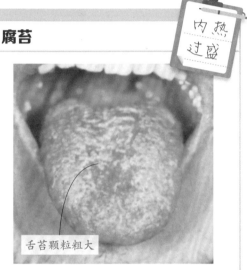

舌苔颗粒粗大

腐苔是指舌苔较厚，且颗粒粗大、疏松，舌中、舌边皆厚，形状似豆腐渣堆积于舌面，刮之易去，多属热证，表示内热过盛。

苔色晦暗垢浊，或白或黄： 常见于食积、痰浊、湿热之证。

舌苔如疮脓，即脓腐苔： 内痈病重。

舌面生白膜或糜烂，即霉腐苔： 常见于湿温、温毒、痢疾、疳积等患者。

腻苔

痰湿食积

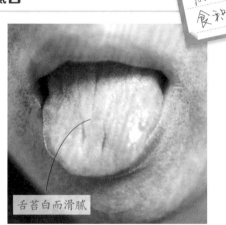

舌苔白而滑腻

腻苔是指苔质颗粒细小致密，均匀成片，紧贴舌面，中厚边薄，刮之不易脱落，表示湿浊蕴结，主痰湿、食积。

舌苔白滑腻： 多为湿痰，或胃阳虚。

舌苔黄厚腻： 痰热、湿热、食滞。

厚腻不滑，白如积粉： 外邪夹湿。

白腻不燥，自觉胸闷： 脾虚湿重。

白厚黏腻，口中发甜： 脾胃湿热。

看耳朵，辨疾病

耳朵虽然为人体的一小部分，却是人体各脏腑组织器官的缩影，人体各脏器、各部位在耳部都有集中反映点，具有预报全身脏器生理、病理的作用。

耳部诊病有根有据

中医认为，耳为肾所主，肾开窍于耳。《素问·阴阳应象大论》曰："肾在窍为耳。"说明耳与肾有密切的关系。同时，耳与心也有关系，《素问·金匮真言》曰："心开窍于耳，藏精于心。"同时，脾胃为升降之中轴，脾胃升降正常，清阳之气上达贯耳，耳方能聪，因此耳不仅为肾窍、心窍，同样也为肺窍、脾窍、肝窍。耳下有丰富的血管神经，与脑及人体各部分组织有着千丝万缕的联系。

耳与脏腑的对应分布

人体内脏在耳郭的对应分布有其规律性。对应分布区在耳郭前外侧面的排列像一个在子宫内倒置的胎儿，头部朝下，臀部及下肢朝上，胸部及躯干在中间，即头面部对应耳屏、耳垂；上肢分布在耳舟；躯干分布在耳轮；下肢及臀分布在耳轮上脚和耳轮下脚；盆腔分布在三角窝；消化道分布在耳轮脚周围；腹腔分布在耳甲艇；胸腔分布在耳甲腔；鼻咽部分布在耳屏；内分泌分布在耳屏间切迹。

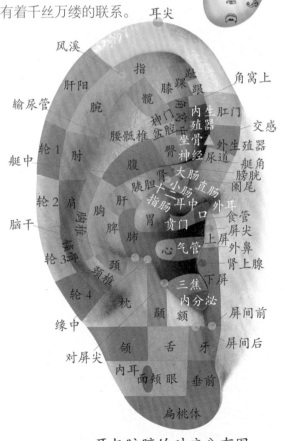

耳与脏腑的对应分布图

观耳朵颜色诊病

耳朵颜色的变化有可能是某种疾病的征兆,要在日常生活中留心观察,当耳朵颜色发生明显变化时,应当引起注意。

耳朵颜色反映人体身体状况

耳朵的正常颜色是淡黄色,并且红润有光泽。一般来说,白色主虚,主寒;黄色主湿,主脾病;红赤色主热证;青色主肝病;黑色主肾病、水饮、血瘀等。耳朵无论呈现什么颜色,总以鲜明润泽为吉,沉浊枯燥为凶。病色变化以颜色鲜明为新病,颜色晦暗为久病之象。

耳朵望诊的方法

可用拇指和食指牵拉耳郭,对准光线,两目平视耳郭,由上而下,由前而后分部位观察。观察耳朵色泽变化,并与另一侧耳朵进行对照,从而判断病情。

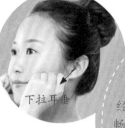

下拉耳垂

保养耳朵小妙招

经常按摩耳朵,可以疏通经络、畅通气血、健肾强腰,可通过提拉耳尖、下拉耳垂、按压耳屏的方法来按摩耳朵。

耳朵颜色对应病症

黄疸
如果耳朵黄的同时,眼睛、面色也发黄,并且尿黄,多提示黄疸。

肾气不足
耳朵纯青色,表明关节发炎疼痛;耳朵青而发黑,表明肾气不足,久病血瘀。

耳郭淡白	耳朵发黄	耳垂紫红	耳郭青色	耳郭暗红

气血虚、贫血
耳郭淡白说明气血两虚,用手搓耳垂,如果依然苍白,说明贫血。

血糖过高
耳垂出现紫红色,发生肿胀甚至溃疡,易生痂皮,这是体内血糖过高所致。

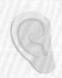

湿疹、中耳炎
耳郭暗红伴有红肿疼痛,则为肝胆热盛,或火毒上攻,可见于湿疹或中耳炎等。

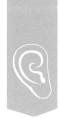

观耳朵形态诊病

望耳诊病的另一个要点是观察耳部形态的变化，可以通过观察耳朵的形状、有无结节或突起，以及耳朵是否有异物等来诊断病情。

从耳朵形态辨别疾病

正常健康的耳朵应该是耳骨坚硬、耳轮光滑平整、耳郭肉厚润泽、不见任何隆起之物。

耳朵局部有结节状或条索状隆起、点状凹陷，而且没有光泽的人，多提示有慢性器质性疾病，如肝硬化、肿瘤等。如果耳内流脓、流血，这是肝胆火气上升的表现，需要引起注意。

耳朵流血怎么办

肝火上逆引起的耳朵流血，以清肝泻火为主，可选用犀角地黄汤加龙胆草；阴虚火旺引起的耳朵流血，以滋阴降火为主，选用知柏地黄汤加麦冬、玄参。

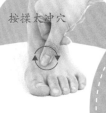

按揉太冲穴

缓解耳朵流血小妙招

太冲穴有平肝、理血、通络的功效，对于防止耳朵流血有疗效。经常按摩此穴位，有助于缓解头晕、失眠、高血压等病症。

耳朵形态异常与对应病症

肝硬化、肿瘤
耳朵局部有结节状或条索状隆起、点状凹陷，可能为肝硬化或肿瘤等。

体内有热毒
耳窍内有小肉突出，形如樱桃，头大蒂小，又称耳痔，多由肝胆热毒引起。

耳郭肿痛 —— **有结节** —— **耳朵流血** —— **耳内长肉** —— **耳内流脓**

风热、肝阳火盛
耳郭红肿为风热、肝阳火盛的表现，易引起咳嗽、鼻塞、头痛等症状。

肝火上升
血突然流出，量多且疼痛，为肝火上逆；血缓缓流出，量不多，为阴虚火旺。

热火上升
耳内流出脓液，可由风热上扰、肝胆湿热或肾阴虚损、虚火上炎引起。

老中医教你如何观鼻诊病

　　鼻子是呼吸通道，是人体与外界直接接触的门户。人体的很多穴位分布于鼻部，当人体有疾病时，鼻部的色泽和形态会发生改变，可以通过观察鼻部的微小变化来自查疾病。

鼻部诊病有根有据

　　鼻诊指通过观察鼻子的色泽、形态变化以及呼吸时的动态改变来诊断疾病，是中医望诊的重要组成部分。

　　鼻为肺之窍，乃呼吸之门户。五脏之气，均达于鼻。在内肺为五脏的华盖，在外鼻为五官的华壁。《黄帝内经·灵枢·五色》曰："五色决于明堂，明堂者鼻也。"说明鼻占主要位置，面色的变化取决于明堂。《黄帝内经·素问·阴阳应象大论》曰："肺主鼻。"《黄帝八十一难经·四十难》认为"鼻者肺之候，足阳明胃之经络，循于鼻"，说明鼻与五脏的关系极为密切，内外相应。鼻部位于面部正中，集五脏之精气，其根部主心肺，周围候六腑，下部应生殖。因此，明堂及四周的色泽，可以反映五脏六腑的变化，有助于诊断疾病的发展与转归。

鼻与脏腑的对应分布

　　鼻是脏腑组织的缩影，各脏腑组织在鼻部都有一定的相应部位，如鼻尖反映脾的健康状况，鼻尖发红或有其他异常变化，可能是脾功能出现了问题。鼻子各部位与脏腑的对应分布如右图所示，这些部位系统地、有选择地反映了脏腑组织的生理、病理状况。

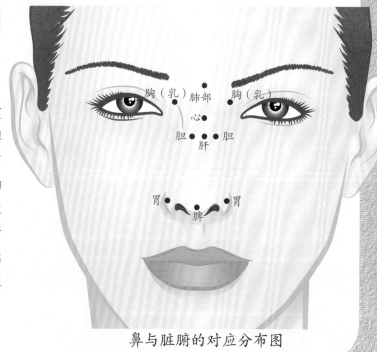

鼻与脏腑的对应分布图

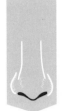

望鼻子颜色诊病

鼻部是人体全息现象较完整、较明显的代表部位之一。通过观察鼻部不同部位的色泽变化，可测知相应区域的脏腑病变。

观鼻子颜色知健康

健康人的鼻色明亮、红润，与耳部颜色相似，有时略有深浅的变化，且有光泽，无丘疹及隆起部分。如体内有疾病时，鼻部颜色会发生改变。鼻色赤红，说明肺脾有热；鼻色发白，说明气血虚；鼻色发黄，内有湿热或黄疸。鼻色越深，表示疾病越严重。

如何保养鼻子

用冷水清洗鼻窍，可改善鼻部血液循环，预防感冒和呼吸道疾病。做鼻部按摩，用拇指和食指夹住鼻根两侧，上下推拉12次，可增强鼻黏膜抵抗力。

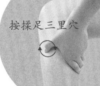

按揉足三里穴

缓解鼻子发红小妙招

鼻子发红可能是脾胃出了问题，说明脾胃有热，并且是实热，可以通过按摩足三里穴和内庭穴来缓解胃热，每次按摩5分钟，每天2~3次。

鼻子颜色对应病症

湿热或黄疸
鼻子发黄，有湿热；若面目俱黄，是黄疸的症状，见于急性黄疸性肝炎。

腹痛、痛经
鼻头青黑是疼痛的表现，往往是腹痛。妇女为经血暗红而量多，会出现痛经。

| 鼻头色红 | 鼻色发黄 | 鼻色发白 | 鼻头青黑 | 鼻色发蓝 |

脾肺实热
鼻头色红为脾肺实热；鼻头微微发红为脾经虚热；鼻孔外缘红，肠内有病。

气血虚、月经不调
鼻色发白，多见气血虚；若鼻尖白且有白色粟粒突起，多见于女性月经不调。

脾脏、胰腺有病
国外学者发现，鼻子带有蓝色、棕色或黑色，为脾脏和胰腺发病的征象。

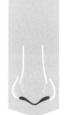

望鼻子形态诊病

鼻子形态的变化也能反映内脏的病理变化，可以通过观察鼻子外形、鼻上是否有斑点以及鼻内分泌物的异常等来判断疾病。

观鼻子形态知健康

正常人的鼻子大小适中，鼻梁直，外观漂亮，表明身体健康。如果鼻子的形态发生了异常变化，说明身体出现了问题。如鼻子红肿，说明有内热；鼻子上出现小疙瘩，说明瘀血壅滞。另外，鼻子的动态变化也能反映内在疾病，如经常流鼻涕，多患有慢性鼻炎，要注意观察。

鼻子出血怎么办

流鼻血时，只要保持斜卧体位，流出的血会积存并凝固在鼻腔前方，有利于局部止血，头不要往后仰，否则血液会流入口腔或咽而进入胃里，引起恶心、呕吐等不适症状。

按揉迎香穴

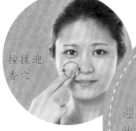

缓解鼻子流血小妙招

迎香穴可通窍活络、止血。按摩此穴可缓解鼻出血，还可缓解鼻塞、鼻炎、面部神经麻痹等。

鼻子形态对应病症

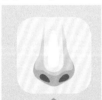

鼻孔红肿

有胃火
鼻头色红，有丘疹，久之皮肤变厚呈紫红色，为胃火熏蒸于肺，血壅肺络。

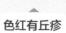

色红有丘疹

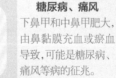

鼻子歪斜

糖尿病、痛风
下鼻甲和中鼻甲肥大，由鼻黏膜充血或瘀血导致，可能是糖尿病、痛风等病的征兆。

鼻甲肥大

流鼻血

有内热
鼻孔红肿是因内热所致，常见鼻疮、鼻疔、鼻疖、鼻痔等病的初起阶段。

脚痛、面神经麻痹
鼻子歪斜和脚有关系，会出现脚痛；鼻子歪斜还可见于面神经麻痹。

体内有火
流鼻血可由风热壅肺、胃火炽盛、肝火犯肺和肾阴虚损导致。

口唇异常，千万不能忽视

口唇与健康关系密切，通过观察口唇的色泽和形态变化，可以判断相应脏腑的生理、病理的变化，以预测疾病。

口唇诊病有根有据

《黄帝内经·素问·金匮真言论》曰："脾开窍于口"，《黄帝内经·灵枢·阴阳清浊》曰："胃之清气，上出于口"，这些都说明口唇与脾胃密切相关。唇不仅候脾胃，而且与大肠、肝、督脉、任脉、冲脉、肾脉等都有密切关系，故唇能反映脏腑精气状况，观唇有助诊断疾病。现代医学也认为，唇有丰富的毛细血管，能灵敏地反映内脏的疾患。

口唇的八卦分区及与脏腑的对应分布

口唇是十四经的枢纽，脏腑的要冲。我们可以用八卦图来说明脏腑与唇的对应关系。将口唇分成八等份，每份为一个八卦方位，每个脏或腑分配在一个方位上，然后根据每个方位上的形态、色泽等来判断生理、病理变化。

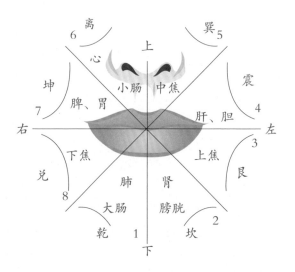

口唇的八卦分区及与脏腑对应分布图

观口唇颜色诊病

唇色望诊是指观察唇部颜色、光泽的变化，来判断人体内脏的生理、病理变化，以预知人体所患病症的方法。

望口唇颜色知健康

正常人的健康嘴唇颜色为淡粉红色，根据个人体质差异以及年龄变化，唇色会有一定的深浅变化。而患有某种疾病的患者，其嘴唇颜色根据其患病种类不同而有所差异。如贫血患者的嘴唇颜色为淡白色，心脏病患者的嘴唇颜色表现为黑紫色。

嘴唇发白怎么办

嘴唇发白多是气血不足，血液不能濡养嘴唇导致的。饮食上应多吃富含铁元素的食物，如动物肝脏、菠菜等食物来补血。另外，经常运动，加强锻炼，可促进血液循环，畅通气血。

按揉三阴交穴

缓解贫血小妙招

三阴交穴可健脾益血，调肝补肾，补气养血，经常按摩三阴交穴可缓解气血不足引起的贫血。同时对女性崩漏、产后失血过多等引起的贫血也有很好的调理作用。

口唇颜色对应病症

多为热证
唇色鲜红，表明脏腑湿热；下唇深红，表明脾虚；唇色绛紫红，表明气血淤滞。

痛极、肾气绝
唇色灰黑，表明中阳不足；唇微黑兼紫红，表明体内有淤积；唇紫黑，表明瘀血攻心。

| 唇色淡白 | 唇色发红 | 唇色发黄 | 唇色发黑 | 唇色泛青 |

贫血或糖尿病
唇色发白，较常见的是贫血；嘴唇发白并且干燥，警惕糖尿病。

肝脾湿热
多因饮食内伤，兼湿热郁于肝脾之故，症见精神倦怠、四肢困乏、头晕等。

气滞血瘀
唇色青代表气滞血瘀，易患急性病，如血管栓塞等症。

观口唇形态诊病

口唇与脾关系密切，口唇者，脾之官也。而脾又为后天之本，所以人体健康与否，可以通过观察口唇来进行判断。

观口唇形态知健康

唇有上下两片，离则开口，合则闭口，唇的形态与口的形态是紧紧联系在一起的。唇的形态可以从唇的润燥、唇的形状、唇上是否生有丘疹或疮等来判断，如唇干燥是燥热津亏引起的，唇上有疱疹可能是上火或感染病毒了。同时口的动态变化，如口唇歪斜等也是口唇异常的表现。

嘴唇干燥脱皮如何保养

多喝水，及时补充体内水分。涂润唇膏来滋润嘴唇，可保持嘴唇不脱皮。多吃新鲜蔬菜、水果，补充维生素。注意不要经常舔嘴唇，否则会使嘴唇越来越干。

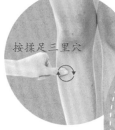

按揉足三里穴

缓解嘴唇干燥小妙招

足三里穴可以补中益气、疏通经络，促进气血循环。用双手拇指指腹交替按摩足三里穴，每天30~50次，至局部有酸胀感为宜，长期坚持可以使嘴唇红润。

口唇形态异常与对应病症

感冒、肺炎、麻疹
唇上生小疱疹，有黄色液体，数天后结痂，可能患感冒、肺炎或麻疹等病。

癫痫、痉证
口闭不开即口噤，癫痫以及破伤风、急惊风等都可能出现口闭不开的症状。

口唇红肿	唇生疱疹	口唇燥裂	口闭不开	口唇歪斜

邪毒壅结
口唇红肿，肿起最高处生疮，坚硬而疼痛，为邪毒壅结所致。

燥热津亏
口唇干燥裂开，表面出现小皮膜，甚至裂口较深，这是燥热津亏所致。

面瘫或脑卒中
口唇歪斜，有的舌头歪向一边，也常见口角流涎，可能是面瘫或脑卒中的征象。

牙好身体才好

牙齿虽然看起来只是我们身体的一个小器官，却是我们身体重要的器官之一。牙齿如果有了毛病，不仅是牙齿本身有疾病，还可能是身体的脏腑出了问题，因此通过观察人的牙齿，可以粗略地了解人体的脏腑信息。

牙齿诊病有根有据

牙齿同脏腑关系密切，《灵枢·经脉》指出："大肠手阳明之脉……其支者，从缺盆上颈，贯颊，入下齿中……胃足阳明之脉，起于鼻之交頞中，旁约太阳之脉，下循鼻外，入上齿中。"说明牙齿不仅同胃、大肠有密不可分的关系，亦同人体其他脏腑密切相关。《黄帝内经》不仅肯定了齿与肾气、精髓、手足阳明经脉等脏腑经络在生理上的联系，而且观察到了胃火致牙痛，肾虚致齿松、齿脱等齿与脏腑在病理上的联系。由此可见，一颗牙齿亦能反映人体各脏腑的健康状况。

牙齿与脏腑的对应分布

结合传统医学和现代解剖学，将牙齿分为切牙、尖牙、前磨牙、磨牙，形态和功能的不同，决定了各部位牙齿所属脏腑不同，齿诊的脏腑部位分属为：上切牙属心，下切牙属肾；上尖牙和前磨牙属胃，下尖牙和前磨牙属脾；上左磨牙属胆，下左磨牙属肝；上右磨牙属大肠，下右磨牙属肺。

明确了齿诊的脏腑部位分属，对临床诊断有一定的指导意义。

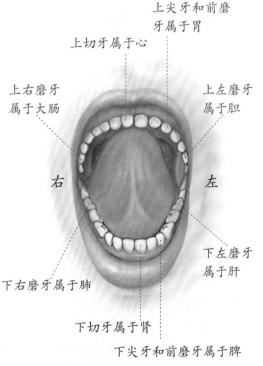

上切牙属于心

上尖牙和前磨牙属于胃

上右磨牙属于大肠

上左磨牙属于胆

右　　　左

下右磨牙属于肺

下左磨牙属于肝

下切牙属于肾

下尖牙和前磨牙属于脾

牙齿与脏腑的对应分布图

观牙齿诊病

人的牙齿能反映人体各脏腑的信息。牙齿是人体相对独立的部分，齿痛时除了从舌诊、脉诊间接确定从何脏腑论治，更适宜从牙齿本身直接确定是何脏腑的病变。

养生知识 如何护理牙齿

牙齿有帮助发音、咀嚼食物的作用，因此拥有健康的牙齿很重要。

磨牙

有寄生虫

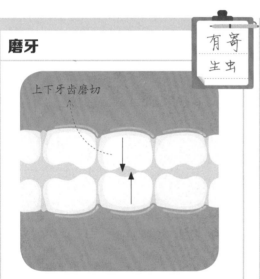

上下牙齿磨切

磨牙是指上下牙齿互相磨切，并发出"咯咯"的声音。夜间磨牙可使儿童牙齿过多地磨损，还会使其颞下颌关节功能紊乱。

与精神因素有关：过度疲劳、压力大所致。

与全身因素有关：寄生虫感染、胃肠功能紊乱、营养缺乏等都可导致。

与咬合系统不正常有关：咬合不正常导致颞下颌关节功能紊乱。

牙龈出血

体内有火

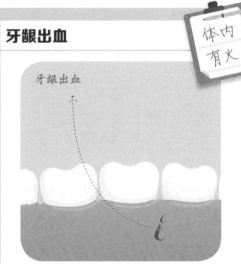

牙龈出血

牙龈出血是指牙缝或牙龈渗出血液，多是体内有火的表现，如胃火和肾虚火旺都会引起牙龈出血。同时牙龈发炎也会引起牙龈出血。牙龈出血也是坏血病的一个突出症状。

出血多，伴有口臭：胃肠实火。

血色淡红，齿龈腐烂：胃中虚火。

血色淡红，牙齿松动：肾虚火旺。

牙龈红肿，牙龈边缘溃烂：牙龈炎。

牙龈出血，牙齿松动：提示坏血病。

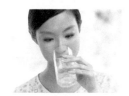
▲饭后注意漱口，及时清除牙齿缝隙间的食物残渣。

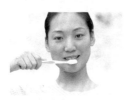
▲睡前应刷牙，入睡后细菌在唾液分泌少的情况下很容易繁殖。

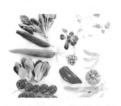
▲多吃蔬菜，蔬菜中富含水和纤维素，对牙齿有清洁作用。

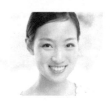
▲定期检查牙齿，可以预防牙病，成年人最好每年进行一次牙检。

牙齿松动

肾气虚弱

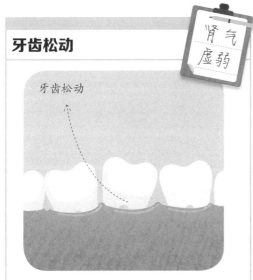

牙齿松动

牙齿松动，又称牙齿动摇，以老年人多见。手阳明之脉入下齿，足阳明之脉入上齿，齿为骨之余，寄龈以为养，所以牙齿松动与手足阳明之脉和肾关系密切。

牙齿松动，牙龈红肿：阳明热壅。

牙齿松动，头晕耳鸣、脱发：肾阴虚。

牙齿松动，腰酸、尿不尽：肾气虚。

牙龈发炎、牙结石过多，有牙周袋：不注意口腔卫生造成的。

牙齿焦黑

热盛伤阴

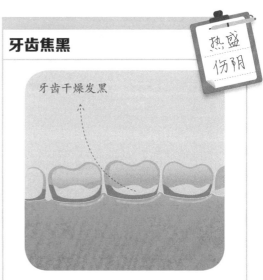

牙齿干燥发黑

牙齿焦黑指牙齿干燥发黑，没有光泽，《脉经》中谓"齿焦""齿忽变黑"。多见于温热病热极伤阴，提示预后不佳。

牙齿焦黑，口干舌燥：下焦热盛。

牙齿焦黑，上附污垢，伴咽干口渴，烦躁不眠：胃热伤阴。

牙齿黄黑干燥，伴齿根浮动，腰膝酸软，脱发：肾精不足，风冷入经。

指甲为筋之余，肝主筋，望指甲不仅可以测知肝胆病，还可以了解全身其他脏腑的情况。

拇指主脾肺；食指主肠胃；中指主心、脑；无名指主肝胆；小指主肾、膀胱。

一掌之内，可以体察脏腑，通过观察掌部的纹路、走向，可以测知疾病，并可探知五脏六腑的健康状况。

第二章
零基础学手诊

手是阴阳经脉气血交合联络的部位，经络系统中十二正经均起止于手足，与手相关的有手三阳经和手三阴经。这些经脉与全身的脏腑相应、气血相通，当脏腑、气血发生病变时，就会从手的形态、色泽、脉络等变化中反映出来。一掌之内，可以体察脏腑的盛衰，可以说，手是观察人体健康状况的一面镜子。

手诊不仅简便易行、判断准确，是自我诊查较好的方法，而且能及早测知疾病，具有早发现、早治疗的重要意义。

不可不知的手诊入门知识

手诊在中国也具有悠久的历史，古代很多医学家曾提出"面诊不如体诊，体诊不如骨诊，骨诊不如手诊"的论断。手，蕴含两仪三才之道，囊括太极五行之秘。故其大也，天地都在一掌之中；其小也，五脏六腑均历历在"手"。通过了解手的构造、手诊的概念、手诊的理论基础、手与各脏腑的联系以及手诊的注意事项等基础知识，可以更好地理解手诊，学会手诊。

什么是手诊

手诊是指运用视觉、触觉等方式，通过观察手的纹路、形态、变化、规律等方式，对人体器官的变化进行推测的一种辅助手段。

手诊是一门先进的中医学科，等同于掌纹诊病学和掌部医学。在长期的研究中发现，手纹、手形、手的气色形态、皮纹、指甲在手掌与健康的医学研究中，有着同等重要的地位，缺一不可，都属于手诊的范畴。在当前的研究阶段，可称手诊为"掌部诊病学"或"手诊学"。

认识你的手掌、手指

手诊时需要观察手掌、手指的变化来判断疾病，所以我们先要介绍一下手掌和手指的生理构造。

手掌的构造。手指与腕前区之间的部分称为手掌；手掌中央的凹陷处称为掌心，手掌内外两侧呈鱼腹状的隆起分别称为大鱼际和小鱼际。

手指的构造。每只手有5根手指，即拇指、食指、中指、无名指、小指，拇指侧为桡侧，小指侧为尺侧。手指又分指腹、指尖、指甲。手指的长度，无论男性还是女性，一般以中指最长，依次为无名指、食指、小指、拇指。

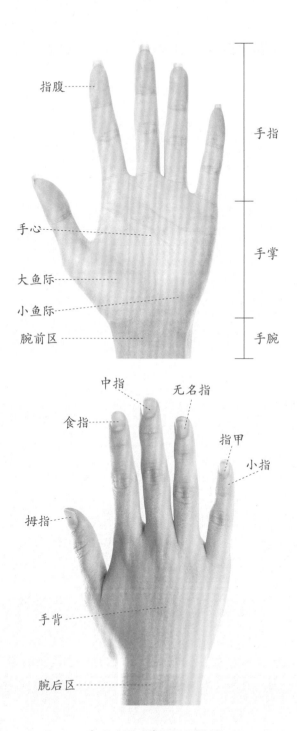

指腹

手指

手心

大鱼际

小鱼际

腕前区

手掌

手腕

中指

无名指

食指

指甲

小指

拇指

手背

腕后区

手正面、背面结构图

认识你的掌纹

掌纹就是指手掌上的纹线。手掌纹线是由粗的"线"和细的"纹"组成，"线"是在母体中先天生成的，不易改变，它反映身体先天的状况，若"线"改变了，体内脏器有可能发生了较大的变动。

"纹"多是后天形成的，因物理变化和化学变化的因素造成，容易改变。"纹"的变化周期一般在 3 个月以上，最快也需要 8 天。掌纹可以分为主线、辅线和病理纹。

主线：生命线、智慧线和感情线。 通常情况下，人们将生命线、智慧线和感情线作为手诊的三大主线。这是因为，这三条线不仅反映人体的健康状况，而且纹理比较明显、深刻，是公认的与生俱来的手部纹理。

辅线：健康线、事业线、性线等。 辅线不是与生俱来的，而是后天由各种现实因素造成的，有健康线、玉柱线、干扰线、感情线辅线、生命线辅线等。这些线不是每个人都有的，而且没有三大主线稳定，但就健康而言同样具有不可低估的意义，辅线的出现可以为人体疾病预测提供依据，分清这些线的生长消退规律及形色气态，对诊断疾病和确定治病原则，都有很好的指导作用。

病理纹：特殊的纹理符号。 病理纹其实就是一些具体的纹理，是指人在生命运动中，由于外界因素和人自身的因素，不同程度地影响了脏腑生理功能或脏腑组织器官的生理状态，然后产生了不同的或相应的病理变化，从而在手部出现了相应的或具有特殊意义的病理纹。常见的病理纹有"十"字纹、"米"字纹、"井"字纹、三角形纹、岛形纹、方形纹、星形纹、圆形纹等。

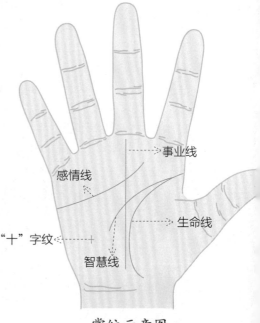

事业线

感情线

生命线

"十"字纹

智慧线

掌纹示意图

手诊需要看什么

了解了什么是手诊，那么手诊需要观察哪些部位来判断疾病呢？

观手掌辨病症。健康人的手掌呈淡红色，色泽光润，掌部肌肉富有弹性。如手掌呈白色，提示肺部出现疾病；手掌晦暗无华，提示肾脏有病变；手掌呈黄色，提示脾胃或肝脏有病；手掌呈绛红色，提示心火过盛；手掌呈绿色，提示患有脾胃病或贫血；手掌大小鱼际出现片状红赤，为肝掌，多提示患有慢性肝炎、肝硬化；手掌呈土黄色，双侧掌指黧黑，提示可能患有癌症；经常掌心冒汗，提示可能为神经衰弱；掌心出现瘀血状紫色，掌心肉较软，缺乏弹性，用手指按压后迟迟不能平复，可能是危急信号，提示心肾功能衰竭。

观察指甲。指甲为筋之余，肝主筋，望指甲不仅可以测知肝胆病，还可以了解全身其他脏腑的情况。正常指甲色泽淡红，平滑光亮，以手压之，放松后血色立即恢复，表明气血充足，经脉流畅。指甲颜色不同，主病不同，如白色多主寒证、虚证，红色多主热证，黄色为湿热熏蒸之故，青色多寒凝。

诊五指形态、色泽。健康的人五指丰满、圆润、有力，长短搭配比例适当。拇指应圆长强壮；食指圆秀强壮，外形直；中指圆长健壮，指节等长；无名指圆秀挺直；小指细长明直。如指端呈鼓槌形，提示患有呼吸系统、循环系统疾病；指端呈汤匙形，多提示患有糖尿病和高血压。

观察掌纹。掌纹可分为主线、辅线和病理纹。有的是先天生成的，不易改变，反映先天的身体状况，如生命线、智慧线和感情线。有的是后天各种现实因素造成的，会随着身体健康状况的变化而生长或消退，如健康线、过敏线或干扰线等。病理纹则是一些特殊的纹理，是身体出现疾病的比较明显的信号，不同部位出现这些病理纹，说明相应的五脏部位可能出现了问题。

为什么观察手部可以诊病

《黄帝内经》认为，经络是运行全身气血，网络脏腑，沟通人体内外环境的通路，其功能在于：行血气、决生死、处百病、调虚实。因脏腑通过经脉、络脉、皮部和体表建立了联系，所以脏腑的功能活动和气血盛衰，可以从手部反映出来。

手部有丰富的经络穴位。手上穴位丰富，可以通过经络与脏腑互相连接和传递信息，手部的不同部位代表五脏六腑的反射区，当手部有异常变化时，相应反射区内脏可能出现了病变。如当人们心情紧张时，总会手心冒汗，这是内脏紧张的一种表现。可见手与周身器官密切相通，是反映内脏的窗口，脏腑如果有阴阳不调的症状，手掌也会发出信号。

手掌是末梢神经的集中区。古人云：十指连心。说的就是手掌有丰富的神经系统，可以通过大脑迅速传递五脏六腑的信息。根据解剖发现，手指上的神经非常丰富，这说明手掌皮肤的敏感度远高于身体其他部位的皮肤。当用针刺的方法比较掌心和掌背的刺激反应时，掌心的反应要比掌背反应强烈而迅速。当我们接触并需要了解某一物体时，都会将手作为工具，这是因为手对冷热、软硬、干湿、涩滑的感觉比其他任何部位都细微敏感。

手掌皮下血液循环和微循环丰富而密集。手掌的皮下有丰富而密集的血液循环和微循环，从而导致人体大量生物电信息和非生物电信息在掌中聚集。手掌纹理微循环控制的区域，由于供血和微循环调节的变化和影响，使得手掌皮下组织发生变化，这种变化使得细胞的分解代谢受到影响，即在局部出现隆凸或凹陷之表征。如青筋（静脉血管）凸起，这是由于体内有积滞，导致血液循环不畅引起的。

手诊时要考虑年龄、性别、环境等其他因素

手诊时，对手形、手色、手指、指甲、手纹等部位的观察是手诊最为基本的参照。在具体观察时，单就手纹的一条纹理来说，还要进行多角度、全方位的观察。比如，同样是感情线，首先要看其粗细、长短，之后再看其曲直、走向，然后再看其与周围纹线的关系。即使看完这些也还不够，手诊时还要问患者的基本情况，如年龄、职业、生活环境等都要了解。手诊不是民间通常意义上的"看相"，更不是能预测人凶吉的迷信说法，而是进行科学预测疾病的方法。所以，问清患者情况是很重要的。如问清年龄，就可以划分不同年龄组所患不同疾病或程度上的差异；问清职业，就可以区别手纹颜色与疾病的常见病因之间的关系；问清生活环境，就可以区别由于人文与自然环境等带来的某些手纹的特殊规律的表现。

手诊时的注意事项

手诊时，要在光线充足的地方，温度尽量在 25℃ 左右，如果操作者的视力不好，或为了更清晰地观察细小纹理，建议采用 100 倍的放大镜协助观察。如果被诊者的手比较脏，可以用药棉饱蘸 70% 的酒精轻轻擦拭，待酒精自然蒸发后，再进行观察。尤其要提醒的是，进行手诊之前，不能涂护手霜或指甲油，更不能饮酒。最好也不要在情绪激动和刚接受治疗，如输液、化疗后进行手诊。

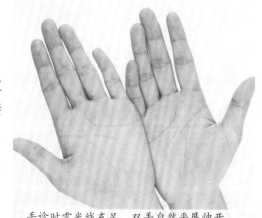

手诊时需光线充足，双手自然平展伸开。

手诊分"男左女右"吗

有些人认为手诊时要分"男左女右",理由是:人体左阳而右阴,男性阳气盛相对左手反应明显,而女性阴气盛相对右手反应明显,所以在诊断过程中,男性以左手为主,女性以右手为主。其实这种说法不一定准确。

男女手不同主要是生殖系统反射区的差异。按照中医的全息理论,手能反映出人体脏腑器官的生理病理信息,无论左右哪只手,在相对应的手部反射区都会反映出脏腑器官生理病理变化的信息,但由于男女生理上的差异,其所反映的脏腑器官信息在相对应的手部反射区也会不一样,主要表现在生殖系统方面,女性左右双手上会显示女性特征,如子宫、卵巢、输卵管等;男性左右双手会显示男性特征,如睾丸、前列腺等。因此可以看出,这里所说的差异主要是男女手在生殖系统反射区的差异,而不是说左右手有差异。所以在手诊时以"男左女右"为准的说法并不一定准确,不要把它绝对化,尤其手诊初学者不要理解为男性就只能看左手,女性就只能看右手。

两手对照着看才更准确。实际上由于人的个体差异,每个人双手上显示的病理信息也不一定都是一样明显的,这是由每个人不同的身体健康状况决定的。男性中有右手部位显示明显的,还有左手部位有显示但不明显的;而在女性中有左手部位显示明显,右手显示不明显的。所以在手诊时两只手都要看,左右手对比,不能女性单以右手为主,男性单以左手为主进行观察,其结果是不准确的,甚至会出现误诊。可以女性先看右手,再看左手;男性先看左手,然后再看右手。两手结合看后再进行综合分析,提出看法,这样得出的结论更为准确。

观察手掌知健康

手掌蕴含着人体的健康秘密，每个人的手掌类型和颜色都会有所差异，不同的手掌形状代表不同的体质以及不同的身体健康状况。

手部九宫八卦：
人体健康预测各就各位

中国古代按易经八卦，把手掌分为坤、离、巽、兑、震、乾、坎、艮，加掌心明堂共九区，俗称九宫，各个区域的位置所呈现出的形态、颜色变化等，能代表相应脏腑的健康和疾患情况，具有一定的病理意义。

1. 坤宫：坤宫位于无名指和小指下方，感情线上方，反映肺、呼吸系统及生殖系统状况。坤宫乱纹多，色泽偏暗，表示肠道消化吸收功能减弱，泌尿生殖系统有慢性炎症。若坤宫位置低陷无肉，手掌肤色苍白无血色，表示生殖功能弱，女性容易宫寒不孕。

2. 离宫：位于中指下方，拇指头大小，反映心脏、血液循环以及眼、耳、鼻、喉五官的状况。离宫以正常红润隆起、有弹性为佳。

离宫有杂乱的纹理，色泽暗，表示心脏功能弱，供血不足，或受到其他损害，容易出现心悸、血压波动等症状。离宫出现"米"字纹，提示有患心肌缺血、心绞痛的危险。离宫过于低陷，青筋浮起，表示心力衰弱或心火旺盛。

3. 巽宫：位于食指下方，拇指头大小。巽宫提示胃、十二指肠病变，以及反映肝胆生理调节功能，比如胆是否发生病变，近期情绪是否稳定，精力是否充沛。

巽宫扁平低陷，纹路散乱，缺乏光泽者，提示肝胆功能不强，容易疲劳乏力、失眠。此区域出现方形纹，提示肝胆解毒能力降低；出现不规则圆形纹，提示可能患脂肪肝。

4.兑宫：位于感情线下方的小鱼际处，提示呼吸系统和胃肠功能情况。兑宫隆而高，色泽红润，表示身体健康。

兑宫出现杂乱纹、"十"字纹、"米"字纹、方形纹，以及多条平行的健康线，提示肠道功能出现异常或呼吸功能差。兑宫低陷，有浮筋，肤色枯白，反映呼吸系统有慢性炎症，易患肺气肿。

5.震宫：位于巽宫下方，生命线上方一个指的地方。震宫反映胃、肝胆、生殖功能、内分泌情况。健康的震宫有弹性，色泽红润。

震宫苍白、肉薄，表示性功能差。震宫平软，有许多细乱的纹线，反映因精神紧张，生活无规律，导致胃肠功能紊乱，吸收不好。震宫纵纹多，提示可能患有支气管炎。

6.乾宫：位于小鱼际下面，腕横纹上面，反映内分泌系统状况。乾宫应和兑宫、艮宫等高，色泽红润，光滑丰满，无乱纹。

乾宫纹路散乱，皮粗，表示抑郁，易患神经衰弱。乾宫低陷，筋浮骨显，肤色白，反映呼吸系统功能衰弱。乾宫中间部位呈边缘不清的斑状，提示血糖偏高，易患糖尿病。乾宫中间部位呈点状，提示阑尾有问题。

7.坎宫：位于腕横纹中间上方，反映泌尿生殖系统功能的强弱和肾的健康状况。坎宫隆起，肉软光润，反映泌尿生殖系统功能良好。

坎宫低陷，青筋浮起，有乱纹或异常斑点，提示男性易患前列腺炎，女性易患月经不调、阴道炎、子宫肌瘤等症。

8.艮宫：位于拇指指丘下半部，生命线下半部范围内，反映脾胃状况。艮宫隆起，肌肉软而光润，表示脾胃功能良好。

艮宫色暗、皮粗、纹路散乱，表示脾胃功能差。艮宫静脉浮显，提示便干。艮宫出现塌陷，色泽呈青黄色，说明体内微循环很差，需要加强调理。

9.明堂：又称为中宫，位于手掌中央，智慧线下方。明堂反映心血管系统功能的强弱和脾胃消化系统状况。明堂宜凹，色正，表示身体健康，情绪稳定。

明堂纹路多而散乱，表示心情忧郁，失眠，身体虚弱。若肤色青暗，提示与胃病有关。明堂潮红灼热，表示虚火上升，易患慢性消耗性疾病。明堂冰凉，掌色枯白，表示循环功能衰弱，易患消化不良。

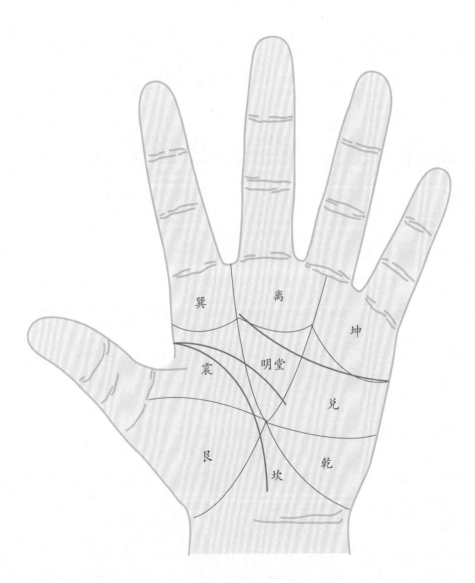

巽　离　坤

震　明堂　兑

艮　乾

坎

手掌与九宫八卦对应图

手的大小、胖瘦与健康

如果身材娇小却有不协调的大手，就要小心突发病，如心脑血管病；如果身材高大却有不协调的小手，要注意心脏功能，但不一定就患心脏病，也可能是血压低、头晕、心悸、疲劳、月经不调、性生活不协调等导致的。

手瘦人也瘦是正常，但如果手比人瘦，手指间还漏缝，说明消化功能弱，性格懦弱，神经也衰弱；如果手部肌肉瘦薄、冰凉，多为气血不足或阳虚；手部肌肉瘦薄、发热，多为阴虚火旺或内伤发热；如果人比较瘦，但手胖而浮肿，就要小心肾脏和心脏的病变。

手掌摸一摸，寒凉虚热都把握

人是恒温动物，要判断自己是否健康，首先要看自己的手温是否正常。健康人的手温应略高于脸部和皮肤的温度。另外，手的干湿也反映了微循环与皮肤细胞的活跃程度，这与循环系统、神经系统、内分泌系统、淋巴系统以及细菌、病毒等的感染有关。手部过干或过湿都是不正常的，正常的手部应润泽有度。

手感热。一种是实热病，比如发热；一种是虚火，也就是再握时反而觉得不是很热了，可见于甲状腺功能亢进、咽喉炎、高血压、糖尿病；一种是肝肾阴虚，多见虚火上浮、失眠多梦、心烦、口干口苦等。

手感凉。主脾肾阳虚。发内寒，体弱怕冷，气血不循环，吸收能力差。

手感湿。主心脾两虚。心情压抑，容易疲劳乏力。手汗多，多为脾胃积热，心火盛，精神紧张。

手感干。主肺脾两亏。肺主滋润皮肤，肺不好皮肤便容易干燥，这种人容易感冒，或有呼吸系统方面的疾病。

手感黏。主内分泌失调，特别是糖尿病患者比较多见，容易热、出汗，且汗比较黏。

手掌热。心火盛，多见于失眠多梦、心烦、口干口苦、咽炎等。

手指凉。多为血液循环较差，容易疲劳乏力、入睡困难、多梦、心慌、头脑不清、头晕头痛。

手掌凉。多为脾胃虚寒、消化吸收系统功能较差，容易消化不良、便溏、疲倦乏力、贫血。女性多见于妇科疾病，如白带较多、月经不调等。

寒热交错。手心凉手指热，或手心热手指凉，或一只手凉一只手热，这是阴阳失调的表现。多见于夏天怕热，冬天怕冷；食热上火，食凉觉寒；月经不调、心烦气躁、失眠多梦；容易出现咽喉痛、手脚冰凉等内分泌失调现象。

手上有青筋，是福还是祸

青筋凸起是体内垃圾太多。青筋凸起是经脉血管的血液回流受阻碍，压力增高，表现为曲张、凸起、扭曲，最后变色。这说明人体内的瘀血、湿浊、热毒、积滞等生理废物不能排出体外，是人体内废物积滞的表现，特别是便秘的人手部青筋特别明显。经络通则不痛，痛则不通。如果血脉里有胆固醇等废物堆积的话，容易引起高血压、心脑血管疾病。如果我们的肠道中有废物堆积，如毒素、细菌等，容易造成大便不通。如果在经络中出现堆积，一般是痰、湿、瘀、毒的沉积，容易造成一些痛证、炎症或肿瘤。

手掌青筋多，人体疾病也多。生命线内侧有青筋，多见于肝胆功能代谢问题，容易引起口苦口干、烦躁、胸闷、肝病等。虎口生命线起端有青筋，女性多见于月经前后乳房胀痛。手掌有青筋，手指节间都能见到，提示肠道有积滞宿便，多患有习惯性便秘或静脉瘤、痔疮等。手掌到处可见青紫色青筋，表示肠胃积滞、血脂高、血黏稠度高、血压高、血液酸性较高，含氧量低，血液凝聚，容易出现头晕、头痛、疲倦乏力、身体虚弱等。

拇指下出现青筋要当心。如果青筋凸起、扭曲，且呈紫色发暗，说明很可能大病将至。手上哪里青说明对应的脏腑出了问题，要引起高度重视。比如青筋出现在手的拇指下方大鱼际处，说明心脏或脾胃有问题，当心冠心病、心绞痛或腹痛。如果中指上出现青筋，可能是脑部的问题。当发现手上有青筋凸起而且扭曲，外加身体不舒服时，就应尽快去医院检查了。

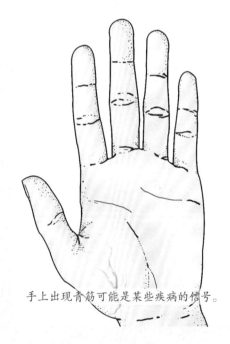

手上出现青筋可能是某些疾病的信号。

看手掌颜色识百病

　　疾病的症状多种多样，同一种疾病在不同人身上有不同的表现，同一种表现有时又是不同疾病。所以，在手诊时，要全方位观察、分析、区别征象。比如急性病与慢性病的区别，肠胃病与肝胆病的区别。当急性病发作时，因掌纹还未生成，应以观察掌色为主。慢性病应以观察掌纹为主，而慢性病急性发作时，掌色就很重要了。

　　掌色不仅要看手整体的色泽，而且要观察掌纹的颜色以及五脏反射区的颜色。掌色的变化反映人体脏腑的血液循环和气流运行状况，健康人的掌色应为淡红色，用手按压褪色后很快恢复，表明血液循环正常。掌色诊病大致可分为以下几种情况。

　　红白相间内热掌——脾胃不和。内热掌的症状是掌面红白相间，皮肤表层高低不平。中医认为这是脾胃不和、肾阳虚的表现。西医认为这是内分泌失调，主要症状为口苦、口干，晨起口有异味，偶尔胸闷气短。手掌温度高于手心，易患高血压、高血脂。若手掌红热，说明身体有炎症。

　　掌面泛青内寒掌——肝胆疾病。内寒掌的症状是掌面泛青，手感凉，多见于大鱼际中部、手掌的皮下血管处。青色主肝胆疾病，主寒证、痛证、气滞血瘀证，男性易患关节炎、类风湿病、急性腹痛腹泻；女性易患月经不调、痛经等。

　　掌色紫红血瘀掌——心血管病。血瘀掌的症状是掌色紫红，多见于手掌心和大鱼际处。血瘀掌易患心血管疾病，面积大时应考虑严重的心脏病，如冠心病。当体内炎症得不到控制而向败血病发展时，掌色也会出现因微循环瘀血引起的紫红色。

　　掌色苍白贫血掌——贫血症。贫血掌的症状是双手掌色苍白，常见于整个掌面，属于中医的虚寒、气血亏损证的范围，此手掌易患贫血症、失血症。

　　掌色发黄肝病掌——谨防肝病。肝病掌的症状是掌色发黄，常见于整个掌面或掌心。中医属脾胃、肝胆，主虚证、湿证范围，此手掌易患急性肝炎、慢性肝炎、肝硬化、缺铁性贫血等。若黄中发亮发硬，易患胆结石。若全手发黄，肝区发青黑色时，提示可能有肝癌。

　　红黄杂色肝脾掌——谨防慢性病。肝脾掌症状是掌面红黄青色相杂，反映肝脾免疫功能差，往往有严重的慢性病，常常伴有肿瘤、疼痛、发热、脏器瘀血肿大、骨痛抽筋、情绪波动等。女性会有月经不调、痛经等症状；儿童会有夜啼、哭闹、厌食、消化不良、发育迟缓等症状；老年人提示慢性或痛性疾病，并伴有炎症发作，应引起重视。

掌纹诊病，大有学问

在手象诸部中，手纹是最重要的部分，甚至可以说手纹是认识生命密码的指路标，观察手纹的变化，可以大致预测疾病。

掌纹诊病有根有据

掌纹的形成和变化与手部的神经系统和血液循环有着密切的关系。手掌是末梢神经的集中区，感觉灵敏，手的活动直接调动大脑的思维反应，丰富的末梢神经活动对掌纹的变化有着不可忽视的作用。手掌皮肤的敏感度较高，它对冷热软硬、干湿涩滑的感觉比任何部位都细微，这种丰富的末梢神经活动对掌纹的生成变化有着不可低估的作用。如果微循环畅通，皮肤得到充分的濡养，掌纹就会显示出协调均匀的色泽；如果微循环受阻，局部濡养失调，掌面就会萎缩，局部就会塌陷，掌纹就会生长和消退。因此，手部掌色、掌丘、掌纹的变化与神经传导功能、血液循环情况以及人体微循环情况有密切的关系。

掌纹还受到经络穴位的影响。虽然掌纹不是按照经络穴位分布的，但手部是经络循行的集中区，所以掌纹不可避免地会受到影响。而经络又反映人体各个部位的健康状况，所以掌纹的变化可以预示人体健康的发展变化。

掌纹研究成为近几十年来各门类科学工作者共同感兴趣并努力探索的新课题。日本医学家正在大力研究和广泛应用一种有助于人们自我判断病情、发现潜伏性疾病以及全面检查自己健康状况的医学——掌纹医学。他们认为，掌纹是人体内部器官的荧光屏，也是个人的病历卡，人只要一生病，疾病的信号就会经自主神经传给大脑，再通过脊髓神经反映在手上。所以，人们细心观察掌纹的形状、走势、长短、粗细、色泽、肉丘等，可有助于了解自身健康状况。

生命线

又称肾线，是手掌上最重要的三大主线之一。之所以称为生命线，是因为此线的长短、粗细变化与免疫功能和遗传状态有密切的关系，是反映身体是否强壮的标志。

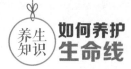

养生知识 如何养护生命线

生命线代表生命力的强弱，要养护生命线首先要增强人体免疫力。

标准的生命线

身体健康

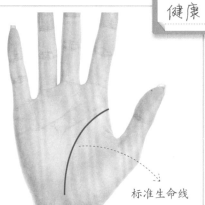

标准生命线

生命线起于手掌桡侧，从食指掌指褶纹与拇指掌指褶纹内侧连线的 1/2 处开始，以弧形、抛物线状延伸至腕横纹。

生命线细长、明朗、不间断： 说明精力充沛，体质好。

起点在拇指和食指根部中间： 表示抵抗力强，不容易生病。

生命线末端无障碍： 健康状况良好。

弧线呈抛物线形： 先天体质较好。

生命线不完整

免疫力差

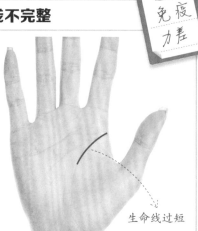

生命线过短

生命线不完整是指线过细、过浅、过短或有断裂，不能构成一条完整的曲线。生命线起点偏高或偏低，也是身体状况不良的反映。

生命线较细较浅： 体质虚弱。

生命线过短： 免疫力差。

生命线起点断裂： 可能幼年曾患过严重的疾病。

起点偏高： 易患高血压和胆囊炎。

起点偏低： 肠胃消化功能差。

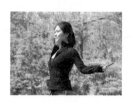

▲多运动，运动可增强心肺功能，改善血液循环，提高机体抗病能力。

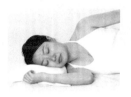

▲保证充足的睡眠，高质量的睡眠可增强肝脏的解毒能力。

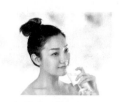

▲多喝水，水可增强乳酸脱氢酶活力，从而增强人体免疫力。

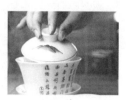

▲要常喝茶，茶叶中的茶氨酸可以增强人体抗感染的能力。

生命线上出现干扰线

心脏疾病

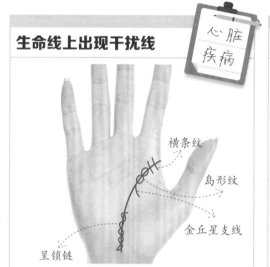

横条纹
岛形纹
金丘星支线
呈锁链

生命线上如果出现一些干扰的纹路，如岛形纹、斑点或障碍线，提示健康方面出现问题，这段时期要注意身体，劳逸结合。

出现横条纹：身体虚弱，情绪浮躁。

出现岛形纹：心脏和血液循环有问题。

生命线呈锁链状：抵抗力差，易生病。

出现朝金丘星方向的支线：留意突发性疾病。

生命线末端出现干扰纹路

关节炎症

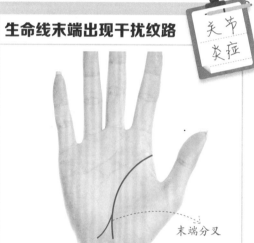

末端分叉

生命线末端会出现其他纹路，如分叉纹、羽状纹、伞形纹、"米"字纹、岛形纹等，出现这些干扰纹路提示健康有问题。

末端出现分叉纹：提示患有关节炎。

末端出现伞形纹：提示腰腿痛。

末端出现"米"字纹：提示心绞痛。

末端出现羽状纹：提示消化系统和生殖系统功能低下。

末端出现岛形纹：女性提示子宫肌瘤，男性提示前列腺炎。

智慧线

又称脑线，主要代表人的思维能力、反应能力、记忆能力和适应能力，同时也代表脑神经、脑血管功能正常运行的调控能力，还反映着人体的消化系统、循环系统、神经系统以及脊椎的病变。

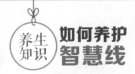

养生知识 **如何养护智慧线**

智慧线出现异常多是压力过大导致神经衰弱，要从缓解压力来调节。

标准的智慧线

思维能力强

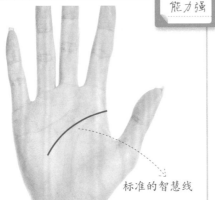

标准的智慧线

标准的智慧线起于食指第三指关节腔的边缘，向小鱼际呈抛物线延伸，伸向中指、无名指或小指下方。智慧线代表一个人的智力和神经系统的强弱。

智慧线深长、不间断： 思维能力强。

起点在拇指和食指中间： 体质好。

智慧线末端无障碍： 心脑系统和神经系统健康。

呈抛物线形： 心态较好。

智慧线过长或过短

神经衰弱

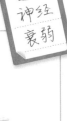
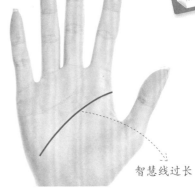

智慧线过长

智慧线的长短反映一个人的思维能力和神经系统的状况，过长表示用心、用脑过度，导致神经衰弱；过短表示反应能力迟钝，没有决断力。

过长，超出无名指： 提示神经衰弱。

过短： 提示肝火盛。

断裂： 易头痛，或脑部受过损伤。

智慧线与生命线并连过长，且呈锁链状： 提示自幼脾胃不好。

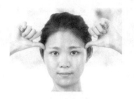

▲常按摩太阳穴，可缓解神经衰弱导致的头痛、头晕等症状。

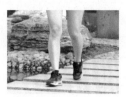

▲可通过散步或旅行的方式来放松心情，缓解紧张的情绪。

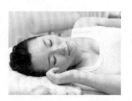

▲养成良好的生活习惯，早睡早起，作息规律，劳逸结合。

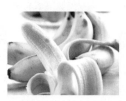

▲多吃香蕉，因为香蕉中的镁元素有助缓解神经衰弱。

智慧线上出现干扰线

心脏疾病

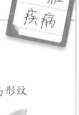
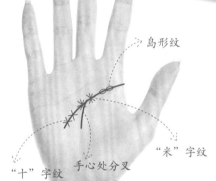

岛形纹

"米"字纹

"十"字纹　手心处分叉

智慧线上如果出现一些干扰的纹路，如分叉、岛形纹、"十"字纹或"米"字纹，多提示出现了心脑血管疾病，如心脏病、冠心病等。

在手心处出现分叉：提示心脏病。

出现岛形纹：多提示眩晕。

有明显的"十"字纹：提示心律不齐。

有明显的"米"字纹：提示患有血管性头痛或心绞痛。

智慧线末端出现干扰纹

神经衰弱

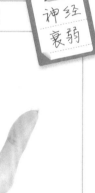

末端出现鱼尾纹

智慧线末端会出现其他纹路，如分叉纹、"米"字纹、岛形纹或鱼尾纹，多提示压力过大导致神经衰弱，老年人有患脑卒中的危险，应注意预防。

末端出现很多小分叉纹：提示神经衰弱、脑组织供血不足。

末端出现岛形纹：提示精神压力大。

末端出现"米"字纹：提示脑卒中。

末端出现鱼尾纹：提示神经衰弱。

感情线

又称心线，主要代表情绪的控制能力，以及心脑血管状态和中枢神经功能，如果生殖系统、呼吸系统、视神经等出了问题，在感情线上也会有所反映。

养生知识

如何养护感情线

感情线出现异常多是心脏出现了问题，保护心脏从日常养护开始。

标准的感情线

消化系统好

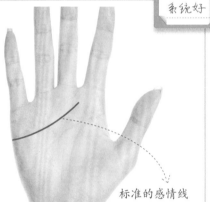

标准的感情线

标准的感情线起于手掌尺侧，从小指掌指褶纹下 1.5~2 厘米处，以弧形、抛物线状延伸到食指与中指指缝之间下方，这条线以深长、明晰、颜色红润、分支少为正常。

感情线深长、明晰：消化系统较好。

呈抛物线形：情绪控制力较好。

起端无障碍或分支：生殖系统较好。

中间无障碍：呼吸系统良好。

末端没有分叉：心脑系统正常。

感情线过长或过短

胃肠不好

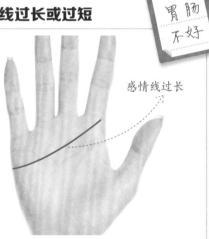

感情线过长

感情线的长度和走向反映消化功能的状况，感情线过长，多患神经性肠胃病；感情线过短，可能心脏有问题。

过长，到达食指指根：肠胃不好。

过短：提示先天性心脏功能衰弱。

弧度较大：提示心脾两虚。

呈下低垂的弧度：提示心脑血管疾病。

过于平直：提示心脑血管疾病，如高血压。

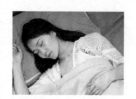
▲ 保证充足而有规律的睡眠，可以让心脏得到充分的休息。

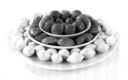
▲ 多吃坚果类食物，坚果中含有不饱和脂肪酸和氨基酸，对心脏有益。

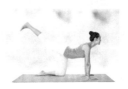
▲ 坚持做有氧运动，可增强心脏功能。

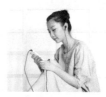
▲ 心态平和，少生气，避免情绪过于激动，多听音乐，放松心情。

感情线断裂或被切段

肝脏疾病

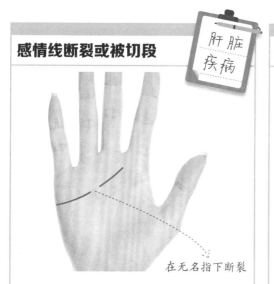
在无名指下断裂

感情线发生畸断，提示肝的代谢功能较差，或早年患过严重疾病，引起肝脏的免疫功能改变。如果感情线被其他线切断，要注意心脏和肝脏方面的疾病。

在中指下方断裂： 呼吸系统疾病。

在无名指下方断裂： 易患肝脏疾病。

发生多处寸断现象： 心脑血管疾病。

感情线被多条短立线切断： 注意心脏和肝脏方面的疾病。

感情线上出现岛形纹

心脏疾病

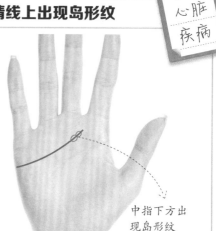
中指下方出现岛形纹

岛形纹是一种病理纹，在感情线上的不同部位出现岛形纹，说明相应的反射区出现病变。

中指下方的感情线有岛形纹： 提示心脏病。

感情线始端有较大岛形纹： 多提示听觉神经异常。

感情线末端有较大岛形纹： 提示患有咽炎或鼻炎。

事业线

又称为命运线、玉柱线。起于坎位，向上通过掌心，直达中指下方。此线以细而浅，笔直而上、明晰不断、颜色红润为佳。事业线主要反映心脑血管系统和呼吸系统的健康状况。

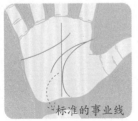

标准的事业线：主要反映心脑血管系统和呼吸系统的健康状况。

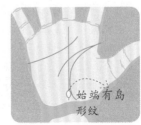

事业线始端出现岛形纹：提示胃肠消化吸收功能较差。

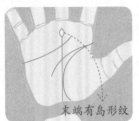

事业线末端出现岛形纹：提示可能患有胃下垂。

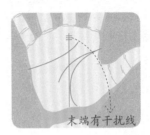

事业线的末端有大量干扰线：提示常会出现胸闷气短的情况。

性线

性线是位于小指根部和感情线之上的短线，与感情线平行，其长度约近小指根1/2处。中国大多数人有两三条性线，正常的性线清晰、不间断、颜色深红，表示泌尿系统功能正常。

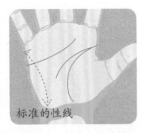

标准的性线：位于小指掌褶纹与感情线之间，有2~3条为正常。

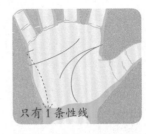

性线只有1条或没有：提示女性多患妇科病或性冷淡，男性多患少精、无精等。

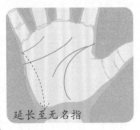

性线过长延伸至无名指：容易发生肾炎、前列腺炎或妇科疾病。

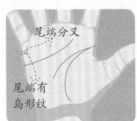

性线尾端分叉或有岛形纹：提示易患尿路感染。

健康线

　　健康线起于大小鱼际交接处，斜行向小指方向延伸。其实，身体健康的人一般很少有这条线，这条线大多见于脑力劳动者或身体虚弱的人。此线的清晰、深刻程度与主线越一致，说明此人越不健康。

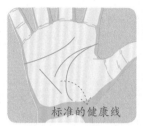

标准的健康线

标准的健康线： 起于大小鱼际交接处，斜行向小指方向延伸，且不接触感情线和生命线。

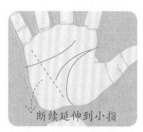

断续延伸到小指

健康线断断续续延伸至小指： 表示有脾胃方面的慢性疾病。

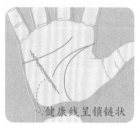

健康线呈锁链状

健康线呈锁链状延伸至小指： 提示易患呼吸系统疾病。

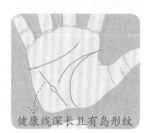

健康线深长且有岛形纹

健康线深长并且出现岛形纹： 多提示肝、肾功能较差。

干扰线

　　干扰线又叫障碍线，是干扰主线的横竖线。干扰线的位置不固定，可组成各种各样的病理纹。干扰线要深刻、较长才有诊断价值。干扰线越多，反映身体的健康状况越差。

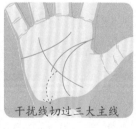

干扰线切过三大主线

干扰线切过生命线、智慧线和感情线： 体质较差，提示患有慢性消耗性疾病。

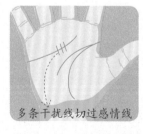

多条干扰线切过感情线

无名指与中指下的感情线有多条干扰线穿过： 提示可能患有慢性支气管炎。

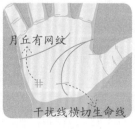

月丘有网纹

干扰线横切生命线

干扰线横切生命线，月丘上有网纹： 提示肾虚或有呼吸系统方面的疾病。

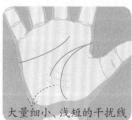

大量细小、浅短的干扰线

手上突然出现大量细小、短浅的干扰线： 提示近期饮食不规律、熬夜或压力大。

太阳线

太阳线又称成功线、贵人线，是无名指下一两条穿过感情线的竖线，一般不超过感情线。这种线很少见，主要影响到血压的变化，过短的太阳线不会影响血压，但切过感情线的太阳线则提示血压升高。

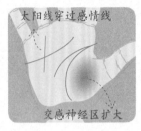
太阳线穿过感情线
交感神经区扩大

太阳线穿过感情线，交感神经区扩大：提示多患有高血压。

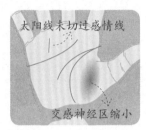
太阳线未切过感情线
交感神经区缩小

太阳线没有穿过感情线，交感神经区缩小：提示多患有低血压。

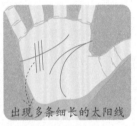
出现多条细长的太阳线

出现1条或多条太阳线，切线较长：提示容易患颈椎增生。

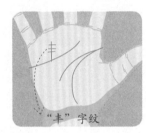
"丰"字纹

太阳线上有干扰线切过，形成"丰"字纹：提示可能患有慢性支气管炎。

放纵线

位于小鱼际的腕横纹上1~2厘米处，是一条向内延伸的短横线，一般人很少见。这种线多见于生活不规律、长期熬夜、性生活过度、吸烟嗜酒、长期服用安眠药、麻醉品，以及患有糖尿病的人。

出现3条放纵线

出现3条放纵线：提示易患糖尿病。

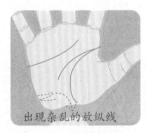
出现杂乱的放纵线

出现杂乱的放纵线：失眠、多梦，提示神经衰弱。

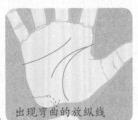
出现弯曲的放纵线

放纵线弯弯曲曲：提示生活不规律。

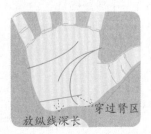
放纵线深长　穿过肾区

放纵线深长且横穿生命线的肾区：提示糖尿病已经影响到肾脏的代谢功能。

过敏线

又称为金星线，起于食指与中指指缝，以弧形延伸到无名指与小指指缝间。有这条线的人多为过敏体质，肝脏不好，代表着人体对有害物质的代谢、排出能力下降。

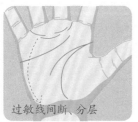

过敏线间断、分层

过敏线间断并分成多层：提示易患神经衰弱。

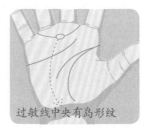

过敏线中央有岛形纹

过敏线中央有小岛形纹：提示可能患有甲亢或肿瘤。

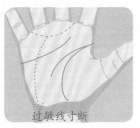

过敏线寸断

女性出现寸断的过敏线：提示泌尿生殖系统功能较弱，可能会患不孕症。

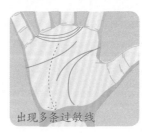

出现多条过敏线

出现多条深而长的过敏线：提示肝脏免疫功能低下，身体容易反复过敏。

肝病线

又称酒线，起于小指掌指褶纹与感情线中间，向无名指下延伸的一条横线。此线主要反映肝脏的健康状况，说明其对酒精的解毒能力较差。经研究发现，有此线的人多嗜酒，或不能饮酒，一饮即醉，常患酒精中毒型肝硬化。

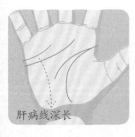

肝病线深长

肝病线深长：提示肝脏免疫功能下降。

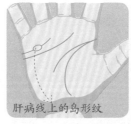

肝病线上的岛形纹

肝病线上有岛形纹：提示由于过量饮酒，引起肝损伤，或说明肝脏正发生慢性病变。

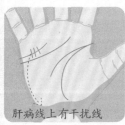

肝病线上有干扰线

肝病线上有干扰线切过：提示可能患过肝炎。

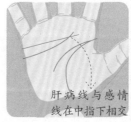

肝病线与感情线在中指下相交

肝病线在中指下方与感情线相交：提示容易患痛风或关节炎。

土星线

在中指掌指褶纹下，为一弧形半月圆。有这条线的人多性格孤僻，常有肝气不疏的症状。这些人容易忌妒、固执、自闭、孤独，从而出现精神抑郁的现象。

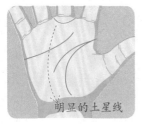

明显的土星线

手掌出现深刻而明显的土星线：常年有精神压力导致心理紧张，容易精神抑郁。

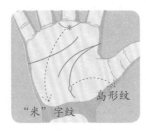

"米"字纹　　岛形纹

土星线上有"米"字纹，且生命线上有岛形纹：提示可能患有眼病，而且非常严重。

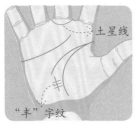

土星线

"丰"字纹

有土星线，智慧线和健康线之间有"丰"字纹：多提示精神严重抑郁。

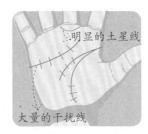

明显的土星线

大量的干扰线

手掌上有明显的土星线和大量的干扰线：提示精神压力过大导致失眠。

悉尼线

悉尼线其实是智慧线的变异，一直延伸到手掌尺侧。此线的出现主要提示家族有肿瘤史。之所以命名为"悉尼线"，是因为1970年，有研究者在悉尼发现了这条特别的纹线，调查显示，白血病患者、小儿唐氏综合征患者、发育迟缓的孩子以及肝癌患者手上，会经常看到这条线。

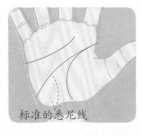

标准的悉尼线

标准的悉尼线：起于手掌桡侧，一直延伸到手掌尺侧。

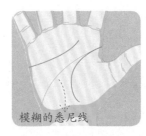

模糊的悉尼线

悉尼线较模糊：提示易患血液方面疾病，还应预防病情恶变。

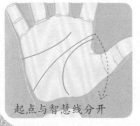

起点与智慧线分开

悉尼线的起点与智慧线起点空开距离：提示患肿瘤的可能性更大。

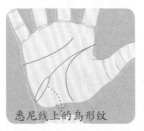

悉尼线上的岛形纹

悉尼线呈抛物线状延伸至掌边缘，且线上有岛形纹：提示患有肿瘤的可能性大。

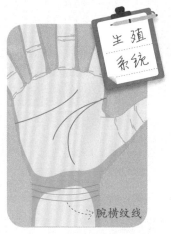

腕横纹线

    腕横纹线又称手颈线，出现在掌根处，以清晰、完整、不中断，掌底部肌肉厚实为佳。腕横纹线大多反映生殖系统状况。

    腕横纹线出现断裂、链状、凸起等异常形态以及"米"字纹时，容易发生生殖系统疾病。手腕处有几条静脉浮露时，提示肾及生殖功能差，妇女易患妇科疾病。

颈椎线

    颈椎线是由感情线上侧生出的一支走向小指根方向的线。此线出现，提示患者可能患有颈椎增生。

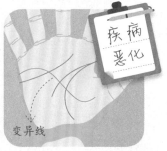

变异线

    肝病线变异延长，穿过感情线、智慧线、生命线三大主线，延伸到拇指掌面，即成变异线，提示疾病可能恶化。

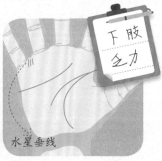

水星垂线

    手掌小指、无名指之间下方，坤宫上的几条纵细线，称为水星垂线。此线提示易患泌尿生殖系统疾病，当此线粗而明显，有两三条时，提示可能患下肢乏力症。

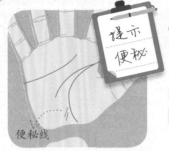

便秘线

便秘线

便秘线就是生命线下部靠掌内处有几条流苏样支线走向月丘处的线。若有一条较长的支线，提示可能有长期顽固性便秘。

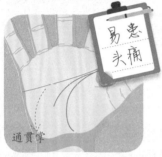

通贯掌

通贯掌

智慧线和感情线相交，从手掌的一端到另一端，成一条横越的直线，称为断掌纹，又叫通贯掌。它与遗传有关，代表人的体质、智力、寿命及疾病的发展状况。有此线的人易患头痛、腰痛、胃炎等疾病。

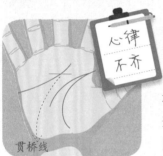

贯桥线

贯桥线

感情线和智慧线之间的连接线叫贯桥线，出现贯桥线通常表示心脏功能障碍，如心律不齐。当右手出现贯桥线，并且智慧线还有断裂迹象时，则提示头痛信号，多表示顽固性头痛。

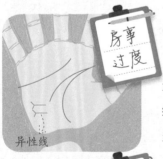

异性线

异性线

异性线是小指下方靠近掌端位置出现横卧的"Y"形掌纹。异性线有一条至数条不等。有异性线者，通常异性缘较好，身边不乏异性朋友。双手都有异性线或异性线较多者，要注意因房事过频造成的尿路感染、炎症等症状。

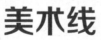

美术线

美术线

美术线是生命线末端的一条斜穿的线，这条线是先天的。有此线者喜欢美术，热爱绘画，或有一定的艺术天赋，但随着年龄的增长易患腰痛。

川字掌

　　川字掌形如"川"字，生命线与智慧线不连在一起，形成一个开口。川字掌的人肝火比较盛，多见于女性，女强人比较多。川字掌出现交叉横纹的人容易忧郁。

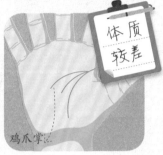

鸡爪掌

　　鸡爪掌最大的特点就是一源三歧，生命线、智慧线和感情线都在一个起源。这种人往往先天体质欠佳，体弱多病，即使没有什么大病，也总感觉疲劳乏力，力不从心，有这种掌纹的人最好从小就开始注意保养身体。

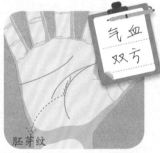

胚芽纹

　　胚芽纹是指生命线上部靠掌心一侧，线上有竖条排列向上的露苗小线。临床诊断，有这种掌纹的人气血双亏、血压偏低、体质差，易患感冒。脑力劳动者多见此纹。建议有胚芽纹者应注意营养，加强体育锻炼。

孔子目纹

　　拇指第二指节处眼状岛纹，别称孔子目纹，表示聪明，但容易因用脑过度而积劳成疾。同时，此处也反映脑部营养的供应情况，要注意头部疾病，如偏头痛、头顶痛以及脑血栓等。

特殊病理纹

病理纹就是手掌各个区域出现的一些细纹，它们呈现出不同的形状，而且变化较多，随着健康状况的不同，这种细纹可时隐时现，对于疾病的诊断以及判断病情的变化发展有着很重要的意义。

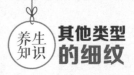

养生知识 其他类型的细纹

还有一些病理纹也是在手掌上经常出现的，可以作为知识简单了解。

"十"字纹

疾病早期

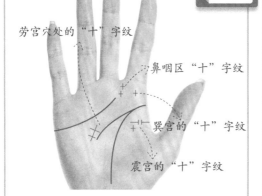

劳宫穴处的"十"字纹

鼻咽区"十"字纹

巽宫的"十"字纹

震宫的"十"字纹

"十"字纹是由两条短线相交成"十"字形，或一长一短的线相交成不规则的叉形。"十"字纹的出现，表示某脏器功能失调，多处于疾病早期。

出现在鼻咽区：提示鼻咽炎。

出现在震宫：提示急性胃炎。

出现在乾宫：男性易患前列腺炎。

出现在巽宫：提示患有胆囊炎。

出现在劳宫穴处：易患心脏疾病。

三角形纹

疾病中期

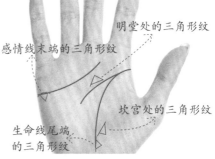

明堂处的三角形纹

感情线末端的三角形纹

坎宫处的三角形纹

生命线尾端的三角形纹

三角形纹是由三条短线构成的形似三角形的纹。独立的三角形纹比在各主要掌褶纹形成的三角形纹意义大。手掌反射区出现三角形纹，说明内脏相应部位出了问题。

出现在明堂处：提示冠心病。

出现在坎宫：缺钙或老年体弱多病。

出现在生命线尾端：预防冠心病。

出现在智慧线尾部：容易头痛。

出现在感情线尾端：提示易患心脑血管疾病。

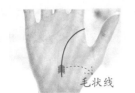

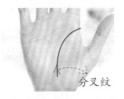

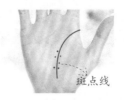

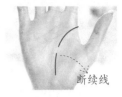

▲毛状线，主线叉出许多如细毛丛生似的短线，提示精力不足。

▲分叉纹，即分成两条或三条纹线，分叉纹越多，心思越细，情感越丰富。

▲斑点线，即线上或线旁边生有斑点，提示体内血流方面有变化。

▲断续线，掌纹线突然中断，说明健康状况或多或少受到不良影响。

"井"字纹

慢性炎症

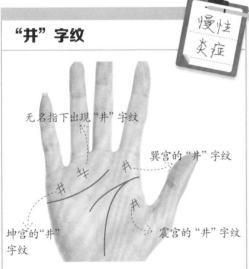

无名指下出现"井"字纹

巽宫的"井"字纹

坤宫的"井"字纹

震宫的"井"字纹

"井"字纹是由四条短线构成的像"井"字的纹线。"井"字纹一般提示患有慢性炎症，它表明炎症时间较长，变化很缓慢，但还没有发生实质性变化。

出现在巽宫：提示患有胆囊炎。

出现在震宫：提示患有慢性胃炎。

出现在坤宫：提示女性患有泌尿系统感染，男性患有急性前列腺炎。

出现在无名指下：可能是肺炎或肺结核。

"米"字纹

气滞血瘀

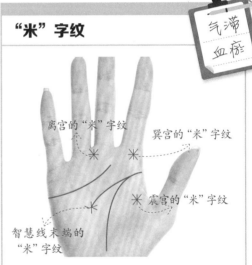

离宫的"米"字纹

巽宫的"米"字纹

震宫的"米"字纹

智慧线末端的"米"字纹

"米"字纹多由三四条短线组成，同时也包括"米"字纹变形的一些纹线。"米"字纹提示某脏器存在气滞血瘀的现象。

离宫出现"米"字纹：提示心肌缺血。

震宫出现"米"字纹：提示胃溃疡。

巽宫出现"米"字纹：提示胆结石。

智慧线末端出现"米"字纹：易患血管性头痛。

星形纹

突发疾病

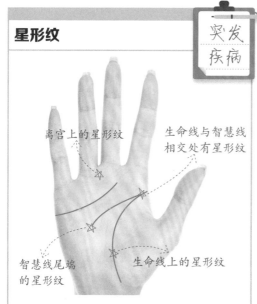

离宫上的星形纹

生命线与智慧线相交处有星形纹

智慧线尾端的星形纹

生命线上的星形纹

星形纹是由多条纹线交叉组成的五角星形状的纹，这种纹比较少见。星形纹主要反映脑血管的突发病，一般常见于50~60岁的中老年人。

生命线上出现星形纹：提示易患突发疾病。

离宫出现星形纹：提示心脏本身发生了器质性病变。

智慧线尾端出现星形纹：要警惕脑血管意外引起的脑卒中。

在离宫、智慧线尾端以及生命线尾端都出现星形纹：提示有脑卒中、猝死的危险。

生命线与智慧线相交处出现星形纹：提示患有心脏病。

岛形纹

肿瘤囊肿

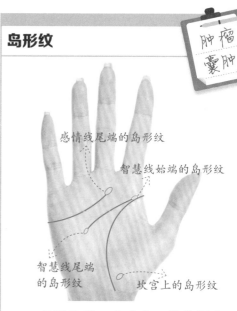

感情线尾端的岛形纹

智慧线始端的岛形纹

智慧线尾端的岛形纹

坎宫上的岛形纹

岛形纹像一个小岛，其范围有大有小，或独立，或连续，或相套。岛形纹在主线上多为恶疾的信号，提示相关脏器功能出现障碍，可能有炎症肿块或肿瘤向恶性转化。岛形纹越小越有意义，过大的岛形纹只预示所在区域代表的脏器较虚弱。

坎宫上出现小岛形纹：提示生殖系统有癌变的可能。

智慧线始端出现岛形纹：提示有眩晕症状。

感情线尾端出现岛形纹：提示可能患有耳鸣或中耳炎，听力下降。

智慧线尾端有岛形纹：提示易脱发。

链状纹

容易
生病

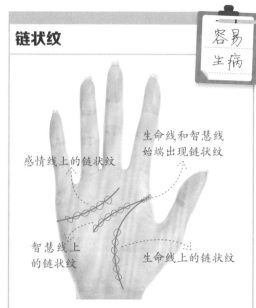

感情线上的链状纹

生命线和智慧线
始端出现链状纹

智慧线上
的链状纹

生命线上的链状纹

线上有连续不断的小圆圈，或呈交叉线条状缠在一起，于是形成如锁链状的线，排列驳杂不纯、凌乱无章。

生命线和智慧线始端出现链状纹：幼年营养不良，呼吸系统较弱。

生命线上出现链状纹：提示抵抗力差，易生病。

智慧线呈锁链状：提示胃肠消化吸收功能差，营养不良，易导致记忆力减退。

感情线呈锁链状：提示自幼呼吸功能较弱。

波状纹

体质
较差

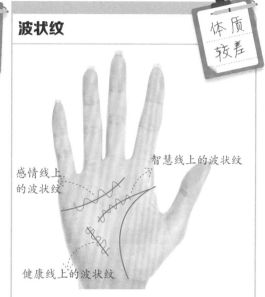

智慧线上的波状纹

感情线上
的波状纹

健康线上的波状纹

状如水波的线，当手纹线呈水波状者，提示身体素质较差，精力不济。

波状纹出现在智慧线上：提示跳跃性思维。

波状纹出现在感情线上：提示情绪起伏多变。

波状纹出现在健康线上或健康线呈波浪形：提示酗酒过度使肝胆受到损伤。

波状纹出现在心脏区：提示心脏血管系统有病变。

网纹

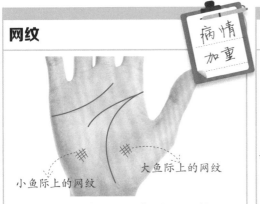

病情
加重

小鱼际上的网纹
大鱼际上的网纹

有多条横竖短线构成的网状纹路，称为网纹，多出现在大小鱼际区内。一些患有内分泌和泌尿系统疾病的人掌中多见此纹路。

出现在大小鱼际区内： 提示慢性病加重。

方形纹

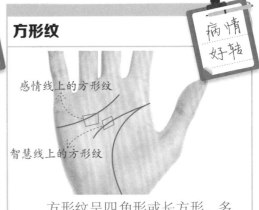

病情
好转

感情线上的方形纹
智慧线上的方形纹

方形纹呈四角形或长方形，多半不是规则的四角形，重病之人如出现此纹，病情大多有可逆性。

无名指下的感情线上出现方形纹： 提示可能患有肺结核。

中指下的智慧线上出现方形纹： 头部可能曾受过创伤。

流苏线

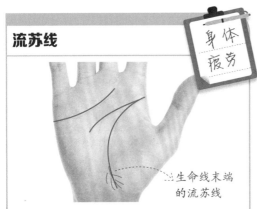

身体
疲劳

生命线末端的流苏线

主线终点处向上下左右分出的多条支线，形同流苏或鱼尾，这些支线称为流苏线。流苏线提示身体疲劳以及精力下降。

出现在生命线末端： 提示女性易患妇科疾病或不孕症，老年人易身心衰弱。

圆形纹

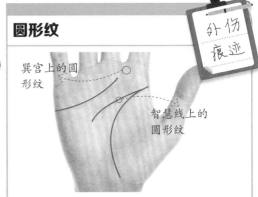

外伤
痕迹

巽宫上的圆形纹
智慧线上的圆形纹

圆形纹形状像圆环，而且环心大多有杂纹，需要从整体观察才能发现。圆形纹与外伤有关，受过较重外伤后一般可在掌上留下圆形纹。

出现在智慧线上： 提示头部受过伤。

出现在巽宫： 提示可能患有脂肪肝。

观察五指知健康

中医认为，手是阴阳经脉气血交合联络的部位，经络系统中有十二正经起止于手足，与手相关的有手三阳经和手三阴经，这些经脉与全身的脏腑相应、气血相通，当脏腑、气血发生病变时，都可从手指上反映出来。

五指诊病有根有据

手指处于人体上肢的末端，是血液回流的起点之一，五个手指共有 6 条经脉循行。心经、肺经、大肠经、小肠经、心包经、三焦经等经络在手指尖部起始交接，肺经止于拇指少商穴，大肠经起始于食指商阳穴，心包经止于中指中冲穴，三焦经起始于无名指关冲穴，心经止于小指少冲穴，小肠经起始于小指少泽穴。因此，手指形态的变化与身体健康有着密切的联系，所以手指也是手诊的重要参考之一。

五指与人体脏腑的关系

中医认为，手指能反映人体脏腑的兴衰，手指循行经脉较多，五个手指分别代表所循行的经脉及其相应脏腑的健康信息。如拇指为手太阴肺经所过，食指为手阳明大肠经所过，中指为手厥阴心包经所过，无名指为手少阳三焦经所过，小指为手少阴心经、手太阳小肠经所过。

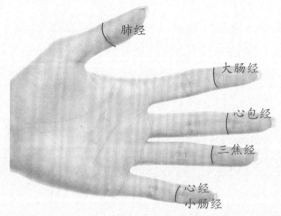

五指与循行经脉的对应分布图

拇指反映人体整体素质强弱。拇指在中医上属于心、脑，相当于循环系统与神经系统，为肺经所过，观察大拇指，可以观察人体整体素质的强弱。正常的拇指指节应长短均匀，圆长健硕，直而不偏。

拇指过分粗壮表示易动肝火；扁平薄弱表示少年时期体质差，易患神经衰弱；上粗下细表示吸收功能差，身体瘦弱不易肥胖；上细下粗表示吸收功能好。拇指指节短，过于坚硬很难弯曲，要注意头痛、高血压、心脏病；拇指第一、第二节圆净无纹为好，指间横纹越多，吸收功能越差；拇指指掌关节缝出现青筋凸起，可能有发生冠心病或冠状动脉硬化的危险；关节缝的纹理乱，要注意心脏疾病。

大拇指还可以检查人的精力是否旺盛，用力按 2 秒拇指腹，若肌肉有弹性，且恢复比较快的，表示精力旺盛；若肌肉弹性恢复较慢，有凹陷，则表示精力衰退，男性容易早泄，甚至阳痿；女性容易性冷淡，甚至容易发生妇科疾病。

食指提示消化功能的强弱。食指在中医上属于脾、胃，相当于西医的消化系统，为大肠经所过。食指以圆秀强壮、三个指节长短均匀为好，这是消化功能良好的表现。

食指苍白瘦弱，消化功能较差，容易精神不振；指头偏曲，指节缝隙大，且纹路散乱，多因消化系统疾病使脾胃纳食运化功能失常，容易患大肠疾病；食指出现青筋时，表示大肠有积滞或宿便；青筋贯通小孩食指三节表示患有危症。

如果三个指节长度相差太大，特别是中指指节过长，这和钙吸收不平衡有关，骨骼和牙齿损坏较早。

中指反映心脑血管功能。中指在中医上属心、脑，相当于西医的循环系统、神经系统，为心包经所过，由中指可以判断心脑血管功能的强弱。中指圆长健壮，三个指节长短平均，指形直而无偏曲，说明健康状况良好，元气充足。

中指苍白，细小而瘦弱，提示心血管功能差；中指出现偏曲，指节漏缝，提示循环系统和消化系统功能不佳；中指偏短，提示易患肺肾疾病；中指第二指节过长，提示钙吸收不好，代谢功能较差，骨骼、牙齿比较脆弱；中指细切横纹较多，表示生活无规律，容易患心脑血管疾病；中指青筋很多，尤其根部有明显的青筋，要注意脑动脉硬化。

无名指与内分泌、泌尿生殖系统相关。无名指在中医上属于脾、肺，相当于西医的呼吸系统、内分泌系统、消化系统，为三焦经所过，与肝胆关系密切。无名指的强弱与人体健康，尤其与泌尿生殖系统及内分泌系统关系密切。无名指指形圆秀健壮，指节长短平均，指形直而不偏曲，指纹清爽者为佳。

无名指太长，超过中指第三节一半以上，快与中指齐平，多是因生活不规律而影响健康；无名指太短表示身体元气不足，体力不佳，免疫力低下；无名指苍白细小，弯曲偏向，说明先天元气不足，泌尿系统、生殖系统不佳，容易出现神经衰弱、头痛、失眠、精神不振等症状。

小指反映生殖功能或肾功能。小指在中医上属肾，相当于西医的生殖系统、泌尿系统、运动系统、骨骼，为心经和小肠经所过，与心、肾、子宫、睾丸等器官密切相关。小指以长直粗壮、指节长短平均为佳，小指标准的长度通常应与无名指远端指节等齐或稍微超过一点。这说明先天心肾功能良好，身体健康。

小指细小瘦弱，或指头偏曲，指节漏缝太大，提示吸收功能不佳或排便不畅，易患肠道疾病；小指短小，提示肾气不足，生育功能弱，容易出现头晕、耳鸣、腰酸腿痛的症状，女性容易患月经不调等妇科疾病；如果小指特别小，女性容易患不孕症，男性容易肾虚。

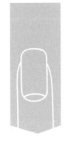

观五指
形态诊病

不同的手指形状反映了不同的疾病特征，因而特殊的手指形态反映了疾病的典型特征，并可以通过其他的手诊依据更明确地诊断疾病。

五指形态怎么看

手指是人体上肢的最末端，气血循环至此复回，因此通过观察手指可以诊断脏腑的盛衰虚实和有关病症。观察手指时要从手指的粗细、长短、指关节是否粗大以及指端的曲直等方面来观察，同时也要观察五指的整体形态是否有异常。

如何养护手指

在手心手背均匀涂抹护手霜，互相揉搓涂抹吸收；用拇指、食指轻揉指腹两侧，可缓解细纹。两手手指交叉，逆向轻拉，可放松手指。

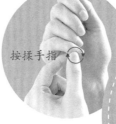

按揉手指

按摩五指好处多

按摩拇指健大脑，按摩食指胃肠好，按摩中指能强心，按摩无名指肝平安，按揉小指壮双肾。十指对力强心脏。

五指形状对应病症

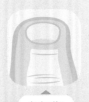

风湿、肝胆疾病
指节中间关节粗大，形成中间宽两头窄细的梭形，提示易患风湿、肝胆疾病。

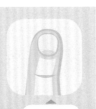

提示身体健康
指端平直，棱角分明，指甲呈四方形，一般提示身体健康。

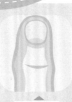

| 粗短指 | 梭形指 | 斜弯指 | 方形指 | 竹节指 |

高血压、肝病
手指又短又粗，指掌之比小，中长比不到2/3，提示易患高血压和肝病。

生殖功能障碍
手指末节偏斜，常见小指和食指，提示患有遗传或生殖功能障碍。

呼吸系统疾病
各个指节关节突出，整个手指形如竹节，提示易患呼吸系统疾病。

手指总的形状是天生的，很难改变，可反映先天身体状况。而手指的状态可以发生改变，如出现手指麻木、不能伸展自如等状态时，提示身体某个地方出现了问题。

手指麻木可能是脑卒中的先兆

手指麻木是常见的症状，轻微的麻木容易被人们忽视，其实这很可能是疾病的信号。如果经常麻木，又是老年人，或平时患有高血压病，有可能是颈椎病或脑卒中的先兆，脑卒中麻木的特点一般是先从无名指开始麻木，然后发展到中指，最后涉及全手。有的人也可能先从食指开始，严重时可扩展到前臂。

手指颤抖是什么原因

当手臂、手指不受控制地颤抖，甚至握固不稳时，可能患重度神经衰弱、脑血管疾病、甲状腺功能亢进，严重者有可能是由脑血管疾病导致的偏瘫。

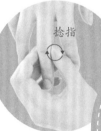

捻指

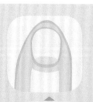

经常捻手指，缓解手指麻木

用一手的拇指和食指捻另一手的五指，自指尖捻到指根，再从指根捻到指尖为1遍，每指3~5遍，两手轮换进行。捻指可防止手指麻木，关节僵硬。

五指形状对应病症

壁虎指

心脏疾病
指末节关节突出，指端部形成尖缘，手指似壁虎的头身，提示心脏疾病。

鼓槌指

呼吸系统、循环系统疾病
整个末节指节圆粗突出，指端棱角分明，似鼓槌。

圆锥指

胸部疾病
指形细长，指端稍微有点尖，形状似圆锥，提示易患胸部疾病。

细长指

脾胃功能差
指形细长，颜色偏苍白，指显无力，提示脾胃功能差，多有偏食倾向。

汤匙状指

高血压、糖尿病
指厚而方，指尖呈汤匙状，提示易患高血压和糖尿病。

观指甲诊病知健康

观甲诊病自古有之，最早记载见于《黄帝内经》，书中对脏腑气血功能失调及外邪入侵所致的病理性指甲的变化有着明确的记载。甲乃筋之余，反映内脏肝胆之疾。甲诊同目诊、耳诊、舌诊一样，是根据其枯荣异样变化来预知人体全身健康与否。

指甲的构成

手指甲是贴肉长着的一片光润、浅红色的角质。指甲生长速度较快，指甲全部更换只需半年左右。指甲能起到保护手指尖、加强指尖力度的作用，能参与细密工作。要了解甲诊，首先要知道指甲的构成。

指甲主要有以下部分构成

1. 甲母：位于指甲根部，是指甲生长的源泉，含有大量毛细血管、淋巴管和神经，非常敏感。如果甲母受损会影响指甲的正常生长。

2. 甲根：位于皮肤下面，较薄软。甲根的作用是以新细胞推动老细胞向外生长，促进指甲更新。

3. 甲板：由几层坚硬的角蛋白细胞组成，附着在甲床上，本身不含有神经和毛细血管。

4. 甲床：位于甲板的下面，其下与指骨骨膜直接融合。由于含有毛细血管，甲床通常呈粉红色。甲床前为甲下皮，后为甲上皮。

5. 甲郭：围绕指甲根部及其侧缘的皮肤皱褶处为甲郭。

6. 半月痕：指甲下方1/5处出现一个奶白色的半月形，叫半月痕。

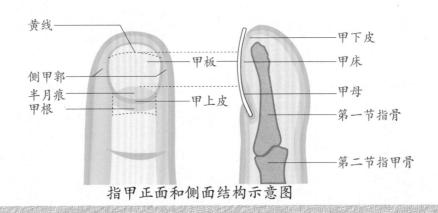

指甲正面和侧面结构示意图

观指甲诊病有根有据

中医认为，爪甲乃筋之余，肝之所出，胆之所附，指甲坚而厚者胆气强，短而软者胆气怯。指甲的基本形状虽然不会变，但每个指甲的形态和颜色，包括甲床的颜色会改变，可以凭借指甲早期变化的客观反映，来判断疾病，预知病势的发展，从而加以防范。

人体脏腑生理、病理变化信息等都能在指甲上显示出来，身健则指甲质地坚韧透明，甲床气血网络丰富，否则易"爪枯"。如《黄帝内经·素问·痿论》曰："肝热者，色苍而爪枯。"《黄帝内经·灵枢·阴阳二十五人》曰："感于寒湿，则善痹，骨痛、爪枯也。"

指甲根部有十二个穴位，是人体经脉阴阳交替之处，由手指处起源的经脉气血，又与人体五脏六腑关系密切，推动人体全身气机运转。

现代临床医学也证明了甲襞与微循环有关。有研究发现，通过甲襞微循环形态可诊断多种常见传染病，如病毒性肝炎、乙型脑炎、麻疹、流行性腮腺炎、伤寒、细菌性痢疾等，以上疾病在病程中均有微循环功能障碍，并随着病情变化而改变，这就给临床活跃微循环治疗、判断预后、动态监护、观察药物疗效等提供了依据。

指甲与人体脏腑的对应关系

医学家在长期的实践中发现，人类脏腑器官的变化，会相应地反映在指甲上。双手的十指指甲反映的疾病既有相同点也有不同点，并且存在一定的规律性。

拇指指甲多反映头部、颈部病变；食指指甲反映头部以下膈肌以上之间的病变，包括上焦、胸、心、肺等；中指指甲反映膈以下至脐以上之间的病变，包括中焦、肝、胆、脾、胃等脏腑疾病；无名指指甲反映脐以下至二阴以上区间的病变，包括下焦、肾、膀胱、肠道等疾病；小指指甲反映二阴以下及下肢的病变，包括下焦、二阴、下肢等。所以，如果不同手指的指甲上出现了病理变化，就要注意其所对应的身体部位是否出现了问题。

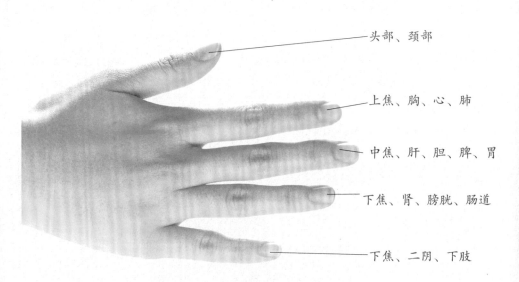

头部、颈部

上焦、胸、心、肺

中焦、肝、胆、脾、胃

下焦、肾、膀胱、肠道

下焦、二阴、下肢

指甲与人体脏腑的对应分布图

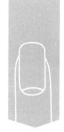

观指甲形态诊病

指甲形态是指指甲的长宽比例和指甲的形状两个方面。指甲形态的形成多与先天遗传有关，所以从指甲形态可以大致判断出体质的先天状况。

从指甲形态看健康

标准的指甲一般是宽三纵四的比例，同时指甲与手指端长度的比例应为指甲长度是手指端长度的一半，这是好看且健康的标准甲形。而其他类型的指甲则反映不同的身体状况，如方形指甲多代表心血管功能障碍，碗形指甲的人易得呼吸系统疾病，翘形指甲的人多免疫力低下等。

了解其他类型的指甲

指甲向下弯曲，常见于气滞、瘀血、痉挛患者；三角形指甲易患心脏疾病；甲身萎缩，多见于营养不良；甲身如贝壳，易患脑卒中。

多吃红枣补气血

指甲萎缩、变形怎么办

指甲萎缩多为气血不足导致营养滋润功能失调。可以多吃补充气血的食物，如红枣、桂圆等，多食用高蛋白、高维生素食物。

指甲形态对应病症

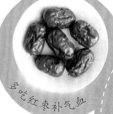

心脏功能弱
指甲偏短的人容易急躁、冲动，心脏功能先天较弱。

易得肝胆疾病
指甲像一把展开的纸扇，提示成年后易得肝病、胆囊炎、十二指肠溃疡等。

| 方形指甲 | 短指甲 | 百合形指甲 | 扇形指甲 | 圆形指甲 |

体质较差
指甲形状如四方形，说明体质较差，大多提示心血管功能障碍。

消化功能差
指甲较长，前后较小，中间部分明显凸起，状如百合，提示消化功能差，易缺钙。

易得急性胰腺炎等
指甲呈圆形。一般很少生病，但一旦得病就很严重，如急性胰腺炎等。

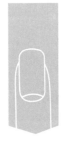

观指甲颜色诊病

　　人的指甲依靠气血维持正常的形态、色泽，依靠气机推动其运化。观察指甲颜色可反映脏腑虚实以及气血的盛衰。

从指甲颜色看健康

　　健康的指甲呈现浅红色，甲板光滑，润泽有神，半月痕清晰，轻按指甲迅速变白，放松后恢复红润如常，甲床未见斑纹、瘀点。正常、健康的指甲反映机体经脉通畅，气血循行正常，身体健康。粉红属健康，偏红属热，偏白属寒，偏黄属痰湿或肠胃疾病，青紫属瘀，黑色属毒或病重。

指甲养护重点

　　少做美甲，不要使用含有丙酮成分的卸甲水，减少对指甲的伤害。多吃富含蛋白质和维生素的食物，如动物肝脏、鸡蛋、谷物、菜花等，可以强健指甲。

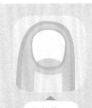

按摩指甲

保养指甲小常识

按摩指甲能促进指甲周围的血液循环，有助于指甲的生长。按摩时，手部使用护手霜，指甲使用护甲霜或按摩油，每次按摩5分钟，每天1次。

指甲颜色对应病症

内分泌失调
甲板上出现带状黑色或全甲均变成黑色，提示内分泌功能失调、月经不调等。

营养不良
指甲呈灰色或色素沉着，提示营养不良、黏液性水肿、类风湿性关节炎等。

| 白色指甲 | 黑色指甲 | 黄色指甲 | 灰色指甲 | 青紫甲 |

贫血、营养不良
甲板部分或全部变成白色，多见于寒证，提示营养不良或慢性肾病。

肝胆疾病
多为患肝胆疾病后，指甲被胆汁浸染所致，如肝炎、胆囊炎等。

急性传染病
指甲呈青紫色，多因气血淤滞所致，提示有急性传染病，如伤寒等。

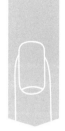

观指甲斑点诊病

爪为筋之余，为肝胆之外候。通过观察指甲上的斑点可以判断一个人的基本健康状况，指甲斑点颜色越深，数量越多，说明健康状况越不佳。

从指甲斑点看健康

健康的指甲应是红润光滑的，如果出现斑点，可能是身体健康状况出现了问题。如红色斑点可能是因为高血压、皮肤病或一些潜在的严重疾病引起的；白色斑点可能是消化不良或缺钙；黑色斑点表示脑部血液循环发生障碍，要预防脑部疾病的发生。

指甲上出现白点

指甲上有少量白点，通常是缺钙、缺锌或者寄生虫病的表现；白点数量比较多，可能是神经衰弱的征兆；小孩多见于消化不良，或体内有寄生虫，或缺钙。

多吃鸡蛋可补钙

指甲白点要注意补钙

指甲上出现白点有可能是缺钙了，这时要注意补钙。多吃补钙、补锌的食物，如牛奶、鸡蛋、虾等；加强户外锻炼，多出去晒太阳，既可以增强体质，又能补钙。

指甲斑点对应病症

消化不良
成人多见于肝功能代谢或受损问题；小孩多见于消化不良、虫积或缺钙。

胰腺炎
十指指甲前端有片状红带出现，可能是患胰腺炎的信号。

瘀黑斑点　　**出现白斑**　　**出现红线**　　**片状红带**　　**有纵黑线**

脑血管意外
右手指甲有瘀黑斑点，可能左脑有问题；左手指甲有瘀黑斑点，可能右脑有问题。

神经衰弱
手平放时，在指甲上方出现一条红线，多属阴阳失调，提示易患神经衰弱。

动脉硬化
拇指指甲面出现一条不凸起的纵黑线纹，提示可能患有动脉硬化。

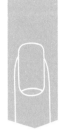

观指甲纹路诊病

指甲纹路可以反映内脏的病变，当指甲表面不光滑，指甲上出现了明显的横纹或竖纹，说明身体健康出现了问题，要引起注意了。

指甲纵纹提示胃肠功能衰弱

当人逐渐年老时，指甲便会出现纵纹。这种纵纹正是人体老化的象征，年龄越大，纵纹就越大越深。指甲的纵纹可分为很多类型，一般是由甲根向前发展，触摸时有隆起感，有时也会有凹沟。一般来说，指甲面呈现很深的纵纹，提示胃肠功能或呼吸功能衰弱。

如何缓解指甲纵纹

保证睡眠，有助缓解疲劳，消除纵纹；合理调整饮食，多吃高蛋白、高维生素的食物以及注意补充微量元素，可以缓解纵纹；远离烟酒，排毒护肾。

尽量少涂或不涂指甲油

按摩、浸泡指甲预防纵纹

每天将指甲浸泡在天然油中 5~10 分钟，然后从指尖到指根对指甲进行按摩。若采用砂板将指甲表面轻微磨损，可以让油更易渗透进去。

指甲纵纹对应病症

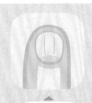

肝、肾功能衰弱
当指甲上出现黑色纵纹时，这是因为肝、肾功能衰弱，导致毒素积存。

心力衰弱
指甲上的纵纹容易断裂，多为心力衰弱。

| 多条纵纹 | 黑色纵纹 | 蓝色纵纹 | 纵纹断裂 | 纵纹较宽 |

神经衰弱
指甲甲板上有数条明显纵纹，这是长期神经衰弱、机体衰老的象征。

可能是肺炎
当指甲上出现蓝色纵纹时，说明身体缺氧，可能是肺炎导致肺部感染。

类风湿性关节炎
指甲纵纹的宽度增至数厘米时，可能是类风湿性关节炎的信号。

指甲横纹，也称指甲横沟，是甲板表面出现一条或多条横向凸起。产生指甲横纹的原因是甲根部分发生抑制发育的现象。

五指上出现横纹

拇指有横纹，提示精神不振；食指有横纹，提示慢性病；中指有横纹，提示肌肉缺乏弹力；无名指有横纹，提示呼吸系统疾病；小指有横纹，提示咽喉炎等。

指甲横纹提示消化系统有问题

多数情况下，呈现指甲横纹是由于养分缺少导致的，维生素A缺乏症患者和肝病患者，指甲呈现横纹十分多见。指甲横纹的出现通常提示消化系统有问题。横纹多而细，多见于慢性消化系统疾病患者。

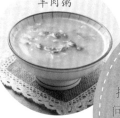
羊肉粥

**多吃羊肉粥
调理消化不良**

指甲有横纹一般提示消化系统有问题，可以通过吃羊肉粥来缓解。新鲜羊肉250克，切小块煮烂，再和粳米同煮，最后放几颗枸杞子。可补中益气，温胃止痛。

指甲横纹对应病症

严重胃肠疾病
当指甲上的横纹又深又粗，说明肠胃疾病较严重，需要去医院进行治疗。

肠胃炎或乳腺增生
指甲表面出现多条凹陷横纹，且凹陷粗深，多见于急性肠胃炎或乳腺增生。

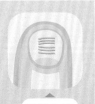

| 横纹多且细 | 横纹深且粗 | 横纹凸起 | 横纹凹陷 | 白色横纹 |

胃肠疾病
指甲横纹多且细，多见于腹痛、便溏、泄泻等慢性结肠炎患者。

心脏有问题
若指甲横纹有明显的凸起，提示心脏有问题。

铅、砷中毒
铅、砷中毒患者的指甲表面会出现白色横纹。

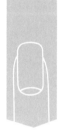

观半月痕诊病

半月痕是在指甲下方 1/5 处出现的一个奶白色的半月形,又称健康圈,是阴阳经脉界线,为人体精气的代表。

半月痕是观察健康的窗口

半月痕是人体精气的代表,是观察健康的窗口。半月痕的发育受营养、环境、身体素质等因素的影响,当消化吸收功能欠佳,或是精气不足、营养不良时,半月痕就会模糊、减少。儿童未发育之前是没有半月痕的,而成人夜生活、性生活过多时,半月痕也会消失。

指甲上没有半月痕怎么办

如果指甲上没有半月痕或只有拇指上有半月痕,说明气血不足。首先要补血,多吃温热的补血食物,如牛肉、羊肉、鸡肉、鳝鱼、虾、红枣等。

正常半月痕

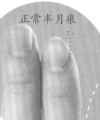

正常状态下的半月痕

半月痕的数量,双手要有 7~9 个为好;半月痕的面积占指甲的 1/5 为好;半月痕以奶白色为好,越白表示精力越好。

半月痕异常对应病症

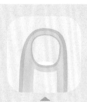

高血压、脑卒中
半月痕面积大于指甲的 1/5 时,易患高血压、脑卒中等疾病。

高血脂、动脉硬化
十指指甲半月痕发灰、发暗,可能患有疼痛或高血脂、动脉硬化等症。

| 半月痕过小 | 半月痕过大 | 半月痕粉红色 | 半月痕发灰 | 半月痕紫蓝色 |

肠胃不好
半月痕面积小于指甲的 1/5,表示精力不足,肠胃吸收功能较差。

糖尿病、甲亢
半月痕呈粉红,与甲体颜色分不清,容易患糖尿病、甲亢等病症。

心脑血管疾病
十指指甲半月痕均为紫蓝色,说明血液循环不畅,供血供氧不足,易引起心脑血管病。

西医角度看半月痕

从西医上来看，半月痕实际是长到指甲基底部的部分甲床，是不断长出指甲的"床"。甲床有丰富的血管及神经末梢，当人体血液循环供应正常，指甲末梢供血充足，指甲生长速度较快时，就会不断长出新的指甲。

中医角度看半月痕

中医认为，气不耗归于肝为血，血不耗归于肾为精，精不耗归于骨为髓，这就是精髓的由来。精髓也是元气的所在，半月痕可以显示精气的状况，濡养全身五脏六腑，推动五脏六腑气血的正常运行，所以和五脏关系非常密切，通过观察半月痕可体察五脏的健康状况。

半月痕与五脏六腑的对应关系

拇指半月痕关联肺脾；食指半月痕关联肠胃；中指半月痕关联心脏；无名指半月痕关联肝胆；小指半月痕关联心肾。

按摩复溜穴

按摩穴位长出半月痕

肾精气不足，导致气血运行不畅，指甲上的半月痕就会缩小，甚至消失。复溜穴具有补肾气、滋肾阴的功效，经常按摩可以促进气血循环，让半月痕重新长出来。

五指半月痕对应脏腑疾病

食欲不振
表示胃、大肠的循环不良，食欲自然减退。

妇科疾病
表示三焦经发生异常，易体质下降、阴阳失调，女性易得月经不调等病。

| 拇指半月痕粉红 | 食指半月痕粉红 | 中指半月痕粉红 | 无名指半月痕粉红 | 小指半月痕红色 |

糖尿病
表示胰腺功能不良，身体容易疲倦，容易感冒、疲劳，严重时易患糖尿病。

神经衰弱
表示精神状况不稳定或过于劳累，易头晕、头痛、思路不清、失眠、多梦。

心脏病
小指很难长出半月痕，当出现半月痕时，多为热证。半月痕呈粉红色时，提示易患心脏病。

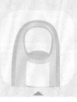

浮脉重取反减,举之有余,按之不足,如水漂木。多主表证、虚证和危证。

沉脉轻取不应,重按始得,举之不足,按之有余,如水沉石。多主里证。

虚脉举之无力,按之空豁,应指松软,虚如谷壳,是一切无力脉的总称。主虚证,多见气血两虚。

第三章
中医脉诊，一点儿也不难

脉诊，是中医"望、闻、问、切"诊病要素中重要的一环，是中医辨证治疗的重要依据。在多数人眼里，脉诊似乎很难，很神秘，其实只要理解了脉诊的理论，掌握了脉诊的方法技巧和各种脉象，脉诊其实没有想象的那么难。脉象是人体健康问题的一种直观反映，即使是零基础的人，也可以在家学习一点简单的脉诊知识，再配合面诊和手诊，能够更好地判断自己的健康状况。

这一章本着简单、实用的原则，介绍了脉诊的基础知识和家庭学习的基本方法，图文并茂，方便读者理解和学习。需要注意的是，不能单纯地根据脉象来诊病，尤其是初学者，要综合多种因素来辨证分析，诊断才能更准确。

不可错过的脉诊入门知识

首次接触脉诊时需要对脉诊的基础知识有所掌握，需要认识什么是脉象，脉象是怎么形成的，脉象与五脏六腑的关系，脉诊的部位，脉诊的技巧方法，脉诊是如何操作的以及脉诊的注意事项等。

什么是脉象

脉象是手指感觉脉搏跳动的形象，或称为脉动应指的形象。人体的血脉贯通全身，内连脏腑，外达肌表，运行气血，周流不休。所以，脉象能反映全身脏腑功能、气血、阴阳的综合信息。脉象的产生与心脏的搏动、脉管的通利和气血的盈亏及各脏腑的协调作用直接相关。

脉象的形成

心脏的搏动

在宗气和心气的作用下，心脏一缩一张地搏动，把血液排入脉管而形成脉搏。《黄帝内经·素问·五脏生成》曰："诸血者，皆属于心。"《黄帝内经·素问·六节脏象论》曰："心者，其充在血脉。"这些论述说明，脉动源出于心，脉搏是心功能的具体表现。因此，脉搏的跳动与心脏搏动的频率、节律基本一致。

脉管的舒缩

《黄帝内经·素问·脉要精微论》曰："夫脉者，血之府也。"说明脉是气血运行的通道。《黄帝内经·灵枢·决气》曰："壅遏营气，令无所避，是谓脉。"说明脉管有约束、控制和推进血液沿着脉管运行的作用。当血液由心脏排入脉管，则脉管必然扩张，然后血管依靠自身的收缩，压迫血液向前运行，脉管的这种一舒一缩功能，既是气血周流、循行不息的重要条件，也是产生脉搏的重要因素。所以，脉管的收缩功能正常与否能直接影响脉搏，从而产生相应的变化。

心阴与心阳的协调

心血和心阴是心脏生理功能活动的物质基础，心气和心阳是心脏的功能活动。心阴心阳的协调，是维持脉搏正常的基本条件。当心气旺盛，血液充盈，心阴心阳调和时，心脏搏动的节奏和谐有力，脉搏亦从容和缓，均匀有力。反之，可以出现脉搏的过大过小，过强过弱，过速过迟或节律失常等变化。

气血是形成脉象的物质基础

气血是构成人体组织和维持生命活动的基本物质。它们对脉象的影响以气的作用更为重要，这是因为气属阳主动，血液的运行全赖于气的推动，脉的"壅遏营气"则有赖于气的固摄，心搏的强弱和节律亦赖气的调节。具体来说，就是宗气的"贯心脉而行血气"的作用。宗气聚于胸中，虚里（左乳下心尖部）搏动状况，可以作为观察和判断宗气盛衰的一个重要标志。脉象与虚里搏动的变化往往一致，所以宗气盛衰亦可在脉象上反映出来。

脉象反映五脏六腑的健康状况

脉象不仅与心、脉、气、血有关，同时与脏腑的整体功能活动也有密切的关系。

脉象与肺的关系

肺主气，司呼吸。肺对脉的影响，首先体现在肺与心，以及气与血的功能联系上。由于气对血有运行、统藏、调摄等作用，所以肺的呼吸运动是主宰脉动的重要因素。一般来说，呼吸平缓则脉象徐和；呼吸加快，脉率亦随之急促；呼吸匀和深长，脉象流利盈实；呼吸急迫浅促，或肺气壅滞，则呼吸困难，脉象多细涩；呼吸不已则脉动不止，呼吸停息则脉搏亦难以维持。因而前人亦将脉搏称为脉息，并有"肺朝百脉"之谓。

脉象与脾胃的关系

脾胃能运化水谷精微，为气血生化之源。碳水化合物在体内生成二氧化碳和水，耗氧并提供能量，为"后天之本"。气血的盛衰和水谷精微的多寡，表现为脉之"胃气"的多少。脉有胃气为平脉（健康人的脉象），胃气少为病脉，无胃气为死脉，所以临床上根据胃气的盛衰，可以判断疾病预后。

脉象与肝脏的关系

肝藏血，具有贮藏血液、调节血量的作用。肝主疏泄，可使气血调畅，经脉通利。肝的生理功能失调，可以影响气血的正常运行，从而引起脉象的变化。

脉象与肾脏的关系

肾藏精，为元气之根，是脏腑功能的动力源泉，亦是全身阴阳的根本。肾气充盈则脉搏重按不绝，尺脉有力，是谓"有根"。若精血衰竭，虚阳浮越则脉象变浮，重按不应指，是为无根脉，提示阴阳离散，病情危重。

脉诊的部位

脉诊的部位历来就有很多种。《黄帝内经·素问·三部九候论》有三部九候诊法；《黄帝内经·灵枢·终始》提出人迎寸口诊法；《黄帝内经·素问·五脏别论》提出独取寸口的理论，即寸口诊法。由于寸口诊法理论完善，操作方便，从而得到推广运用，直至今日仍是中医临床不可缺少的重要诊法之一。本书介绍的即为寸口诊法。

什么是寸口诊法

寸口又称气口或脉口。寸口诊法是指单独切按桡骨茎突内侧的一段桡动脉的搏动形象，以推测人体生理、病理状况的一种诊察方法。由于寸口位于手太阴肺经的原穴部位，是脉之大会。手太阴肺经起于中焦，所以在寸口可以观察胃气的强弱，而且脏腑气血皆通过百脉朝会于肺，因此脏腑的生理病理变化能反映于寸口脉象。

寸口脉都有哪些部位

寸口脉分为寸、关、尺三部。

关部：通常以腕后高骨（桡骨茎突）为标记，与之对应的手腕内侧就是关部。

寸部：关部靠近手掌的一侧为关前，又叫寸部。

尺部：关部靠近肘部的一侧为关后，又叫尺部。

两手各有寸、关、尺三部，共六部脉。桡骨茎突处的桡动脉行径比较固定，解剖部位也比较浅表，毗邻组织比较分明，诊脉方便，易于辨识，故为诊脉的理想部位。

反关脉

部分人，尤其是少数民族，由于生理变异，他们的桡动脉位于腕关节的背侧，故切脉部位也相应在寸口的背面，有的同时见于两手，或独见一手。《三指禅》曰："间有脉不行于寸口，由肺列缺穴，斜刺臂侧，入大肠阳溪穴，而上食指者，名曰反关。"

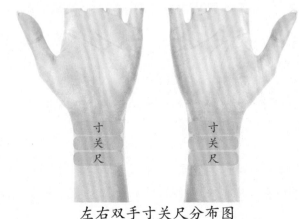

左右双手寸关尺分布图

　　寸口诊法的施诊宽度为 1.9 寸，其中关部、寸部各占 6 分，尺部占 7 分。在实际操作过程中，一开始练习可以用笔画一下，时间长了根据经验把握。

　　我们所说的 1.9 寸，不是度量单位，而是手指同身寸，以被诊人的手指为标准。

　　1 寸：拇指横纹宽度，或中指节上下两横纹之间的宽度。

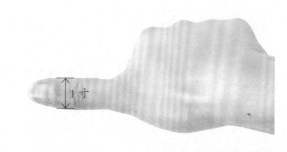

　　1.5 寸：食指和中指两指横宽。

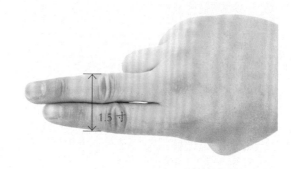

　　2 寸：食指、中指和无名指三指横宽。

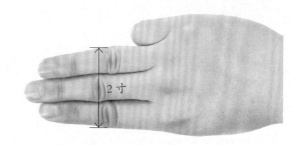

　　3 寸：食指、中指、无名指和小指四横指宽。

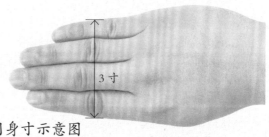

手指同身寸示意图

寸口三部与脏腑的对应关系

寸口分配脏腑是根据中医阴阳、脏腑功能的理论来安排的。

其分部对应关系是：左寸与心，左关与肝、胆，左尺与肾相对应；右寸与肺、胸，右关与脾、胃，右尺与肾相对应。这种对应关系，是根据《黄帝内经》"上竟上、下竟下"的原则规定的，也就是上部脉（寸脉）候躯体上部（心、肺、胸），下部脉（尺脉）候躯体下部（肾）。此外，也有不分寸、关、尺三部，只以浮取、中取、沉取等指力轻重区分，左手脉诊心、肝、肾，右手脉诊肺、脾、命门，这种方法适用于危急病症或年老体虚患者。

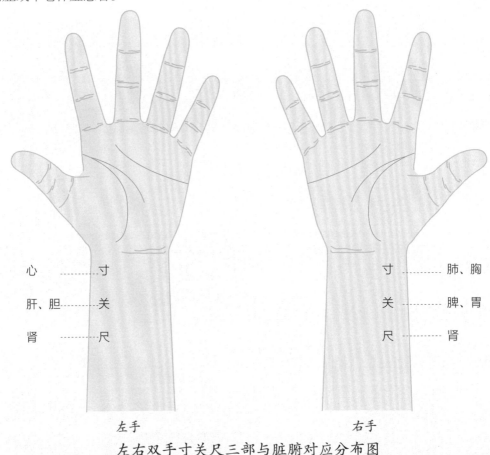

左手			右手
心 ……… 寸		寸 ……… 肺、胸
肝、胆……关		关 ……… 脾、胃
肾 ……… 尺		尺 ……… 肾

左右双手寸关尺三部与脏腑对应分布图

脉诊是如何操作的

选择合适的脉诊时间

脉诊的时间，以清晨未起床、未进食时为佳。由于脉象是非常灵敏的生理与病理信息，它的变化与气血运行有密切关系，并受饮食、运动、情绪等因素的影响。清晨未起床、未进食时，机体内外环境比较稳定，脉象能比较准确地反映机体的基础生理情况，同时亦比较容易发现病理性脉象。《黄帝内经·素问·脉要精微论》曰："诊法常以平旦，阳气未动，阴气未散，饮食未进，经脉未盛，络脉调匀，气血未乱，故乃可诊有过之脉。"说明清晨是诊脉的理想时间。

保证在清晨诊脉的要求一般很难做到，特别是对门诊、急诊的患者来说，去门诊脉诊时，应保持诊室安静，且应让患者在比较安静的环境中休息片刻，以减少各种因素的干扰，因为情志和环境的变化也会影响诊脉的准确性。

采取正确的脉诊体位

脉诊时患者的正确体位是正坐或仰卧，前臂自然向前平展，与心脏置于同一水平，手腕伸直，手掌向上，手指微微弯曲，在腕关节下面垫一松软的脉枕，使寸口部充分暴露伸展，气血通畅，便于诊察脉象。如果是侧卧，手臂受压，或上臂扭转，脉气不能畅通，或手臂过高或过低，与心脏不在一个水平面时，都会影响气血的运行，使脉象失真。自己诊脉时最好也采取这样前臂舒展的姿势，而不要把手臂折叠到胸前诊脉。

因此，诊脉时必须注意患者的体位，只有采取正确的体位，才能获得比较真切的指感。

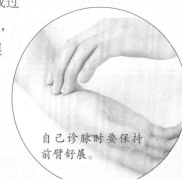

自己诊脉时要保持前臂舒展。

学会脉诊的指法

指法是指医生诊脉的具体操作方法。正确而规范地运用指法，可以获得比较丰富而准确的病理信息。临床诊脉常用的指法，可概括为选指、布指和运指等。

选指

诊脉时不可留指甲，最好贴肉剪齐，手要保持干净整洁。

手诊是否准确，手指感应的灵敏度十分重要，手指指端皮肉凸起的最高端，指头和指腹交界处，形状像人的眼睛，是感应最灵敏的部位，而且推移灵活，便于寻找指感最清晰的部位，并可根据需要适当地调节指力。如脉象细小时，手指着力点可偏重于指目前端；脉象粗大时，着力点偏重于指目后端。指尖的感觉虽灵敏，但因有指甲，不宜垂直加压；指腹的肌肉较丰厚，用指腹切脉时会受医者自身手指动脉搏动的干扰，容易产生错觉，所以诊脉时选用指目是比较合适的。

指目

选指时应当选用左手或右手的食指、中指和无名指三个手指指目，手指略呈弓形倾斜，与受诊者体表约成 45° 角为宜，这样的角度可以使指目紧贴于脉搏搏动处。

布指

医生下指时，先以中指按在掌后高骨内侧动脉处，称为中指定关，然后用食指按在关前（腕侧）定寸，用无名指按在关后（肘侧）定尺。切脉时布指的疏密要得当，要与患者手臂长短和医生的手指粗细相适应，患者的手臂长或医者的手臂较细者，布指宜疏，反之宜密。小儿寸口部位甚短，一般多用"一指（拇指或食指）定关法"，而不必细分寸、关、尺三部。

运指

医生布指后，运用指力的轻重、挪移及布指变化以体察脉象。脉象按力度分为浮、中、沉，在诊脉时，会使用举法、按法、寻法、总按和单诊的指法。

1. 举法： 手指用力较轻，按压皮肤表面以体察脉象。用举的指法取脉又称为"浮取"。

2. 按法： 手指用力较重，甚至按到筋骨以体察脉象。用按的指法取脉又称为"沉取"。

3. 寻法： 寻即寻找的意思，指手指用力不轻不重，按至肌肉，并调节适当指力，或左右推寻，以仔细体察脉象。

4. 总按： 即三指同时用大小相等的指力诊脉的方法，从整体上辨别寸关尺三部和左右两手脉象的形态、脉位、脉力等。

5. 单诊： 用一个手指诊察一部脉象的方法。主要用于分别了解寸、关、尺各部脉象的位、次、形、势等变化特征。

临床时一般三指均匀用力，但亦可三指用力不一，总按和单诊配合运用，以求全面捕获脉象信息。

确定脉诊的指力

脉诊用多重的力道是十分讲究的，使用单诊指法时，古人形象地将诊脉的指力形容为谷粒的重量——菽数之重，按照指力大小分为1~15菽。其中15菽最重，也是参考的标准，15菽的力度是用力按，感觉按到骨头上的力度。

诊断五指的指力标准：

诊肺、胸——右寸轻取1~3菽之力。

诊心部——左寸轻取4~6菽之力。

诊脾、胃——右关稍重取7~9菽之力。

诊肝、胆——左关重取10~12菽之力。

诊肾部——双尺重取13~15菽之力。

脉象沉浮的判定：

浮脉——1~7菽之力。

平脉——8~9菽之力。

沉脉——10~15菽，甚至更大力。

日常可以这样练习力度，先用力按至骨，确定15菽的力度，然后分成三段用力，等这三种力度熟悉了以后，再慢慢摸索感觉每一菽的力度。

呼吸法测算脉诊的脉次

古人没有钟表，所以大夫诊脉时往往以自己的呼吸作为标准，来计算患者脉动次数。每呼吸 1 次为 1 息，正常的脉动次数为每息 4 次，间或 5 次。按照现代科学分析，正常人呼吸每分钟 16~18 次，正常人的脉搏次数为每分钟 72~80 次，这与传统中医理论是相吻合的，由此可见，凭医生的呼吸对患者的脉搏进行计数的方法是有科学根据的。

把握好脉诊的时间

古人提出，诊脉需诊"五十动"，是指医生对患者诊脉时间一般不应少于 50 次脉跳时间。每次诊脉每手应不少于 1 分钟，两手以 3 分钟左右为宜。诊脉时间过短，则不能仔细辨别脉象的节律等变化；诊脉时间过长，则因指压过久亦可使脉象发生变化，所诊之脉有可能失真。

诊脉时间控制在"五十动"，有利于仔细辨别脉搏的节律变化，了解脉搏跳动 50 次中有没有出现脉搏节律不齐的促、结、代等脉象，或者是否有时快时慢、三五不调的脉象。

学会测脉搏跳动的快慢

脉搏跳动的快慢，是脉诊时首先要测的。因为古人没有钟表，所以一般用一次呼吸间脉搏的次数来衡量，又称至数，简称为至。一般来说，成年人 1 息 4~5 至为正常，超过 5 至为数脉，低于 4 至为迟脉。现在计时方便了，一般都是直接用计时器计算，成年人每分钟脉搏次数 70~80 次，低于 70 次为迟脉，超过 80 次为数脉，尤其低于 60 次或者高于 100 次应引起重视。

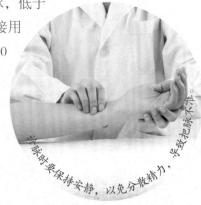

诊脉时要保持安静，以免分散精力，导致把脉不准。

如何体察脉象

脉象可以从脉位的深浅、脉势的强弱、脉形的粗细、脉形的长短、脉搏的速率、脉搏的节律、脉管的紧张度以及脉搏的流利度 8 个方面来体察。

1. 脉位的深浅：脉位就是脉的部位，是指皮肤下的深浅而言。不同性质的病症，其脉象显现的部位就有深浅的不同。脉位分沉和浮，浅显于皮下者为浮脉，深沉于筋骨者为沉脉。

2. 脉势的强弱：脉势指脉象搏动时应指力量的大小。一般而言，实证患者的脉势强而有力，虚证患者的脉势多弱而无力。同时，脉势的强弱还与体质、年龄、工作、性别有关系，如体质健壮者脉势就强，体质差者脉势就弱。男性较女性的脉势强，应指有力。因此在体察病情时还应综合考虑除病理之外的其他因素。

3. 脉形的粗细：指脉体的宽窄，血管的粗细，气血对血管的充盈状况，这些都是影响脉象粗细的主要因素。脉体宽大而粗者，是邪气盛实、正气不衰之实证脉象；脉体窄细者，是久病虚损、气血双亏之脉象特征。

4. 脉形的长短：指脉位的长短。脉象长度"过于本位"，就是所谓的长脉；"短脉涩小，首尾俱俯，中间突起，不能满部"者即为短脉。

5. 脉搏的速率：指单位时间内脉象搏动的次数，这是影响脉象的重要因素。在病理状态下，无论是实热还是虚热，均可使气血运行加速，因而脉搏跳动加快，即为数脉。脉搏速率加快提示体内有热。

若脉搏速率不足 1 息 4 次，即 1 分钟不足 60 次，可见于寒证患者。

6.脉搏的节律：正常的脉象是均匀的，从容而有节律。脉象搏动的节律均匀，是来自心脏均匀有节律地跳动和脉内气血均匀有节律地运行。因此，脏器衰微，气血亏损，或痰湿瘀血，寒痰凝滞，都可能导致气血运行不畅，进而出现脉率失常不均匀的脉象特征，如促脉、结脉等。

7.脉管的紧张度：脉管的紧张度是针对血管壁的弹性而言，脉象的特征常受血管紧张度的影响，如弦脉、紧脉、革脉等，都是血管紧张度较大的缘故，劲急不柔和。又如虚脉、细脉、濡脉、微脉、弱脉等，都是血管壁紧张度变小，失去其应有弹性的缘故。

8.脉搏的流利度：指脉象应指时往来的滑利程度。脉象往来的流利程度，主要取决于气血运行的状况。一般身体健康，气机调畅，阴阳气血充足，血管健全，脉内的气血运行就和利畅通，脉象应指时就往来流利。

我们可以根据以上8个影响脉象的因素对脉象进行分类，这样更方便记忆。

脉象分类

脉位要素	脉象
脉位	浮脉
	沉脉
脉率	迟脉
	数脉
脉宽度	洪脉
	细脉
脉长度	长脉
	短脉
脉力度	虚脉
	实脉
脉流利度	滑脉
	涩脉
脉紧张度	弦脉
	濡脉
脉均匀度	结脉、代脉、促脉

脉象是全身功能状态的综合反映，它携带着多种功能活动信息情况，任何一种脉象特征都是脉位、速率、脉势、脉形、节律以及脉管的紧张度和脉搏的流利度等多种因素的综合体现。所以，无论是单脉或是复合脉，都应从以上几方面来进行细心体察，分析产生相应脉象特征的主要因素，从而探究病机，做出符合客观实际的诊断来。

学习 28 种脉象，轻松诊病

脉象的归类

自从有诊脉手法以来，说法众多，医者慢慢总结出 28 种常见脉象：浮脉、沉脉、迟脉、数脉、滑脉、涩脉、虚脉、实脉、长脉、短脉、洪脉、微脉、紧脉、缓脉、弦脉、芤脉、革脉、牢脉、濡脉、弱脉、散脉、细脉、伏脉、动脉、促脉、结脉、代脉、疾脉。

现代脉诊，基本都是以这 28 种脉象为基准的，可先将 28 种脉象分为浮、沉、迟、数、虚、实共 6 类，然后再细分为 28 种脉象，再加上健康的正常脉象，一共 29 种。这样就比较容易记忆了。接下来，一起来大致了解什么是正常脉象，以及主要学习 28 种常见脉象。

正常脉象

正常脉象也称平脉、常脉，是指正常人在生理条件下出现的脉象，既具有基本的特点，又有一定的变化规律和范围，而不是固定不变的。

正常脉搏的形象特征是：寸、关、尺三部皆有脉，不浮不沉，不快不慢，1 息 4~5 至，相当于 70~80 次 / 分钟，不大不小，从容和缓，节律一致，尺部沉取有一定的力量，并随生理活动、气候、季节和环境等的不同而有相应变化。

古人将正常脉象的特点概括为"有胃""有神""有根"。

有胃。即脉有胃气。脉之胃气，主要反映脾胃运化功能的盛衰、营养状况的优劣和能量的储备状况。脉诊时，脉有胃气的表现是指下有从容、徐和、软滑的感觉。脉象不浮不沉，不疾不徐，来去从容，节律一致，是为有胃气。

有神。脉象贵在有神。表现为应指柔和有力，节律整齐。即使微弱之脉，但未至于散乱而完全无力；弦实之脉，仍带柔和之象，皆属脉有神气。反之，脉来散乱，时大时小，时急时徐，时断时续，或弦实过硬，或微弱欲无，都是无神的脉象。

有根。即脉有根基。脉之有根无根主要说明肾气的盛衰。诊脉的时候，表现为尺脉有力、沉取不绝两个方面。因为尺脉候肾，沉取候肾，尺脉沉取应指有力，就是有根的脉象。

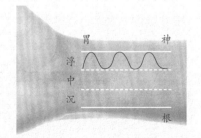

脉的胃、神、根示意图

浮类脉

　　浮类脉主要包括浮脉、洪脉、濡脉、散脉、芤脉、革脉6种，它们共同的特点是脉浮于表面，轻取可得。浮脉主表证；洪脉主热证；濡脉主虚证；散脉主元气离散；芤脉主失血或阴伤；革脉主亡血、失精。

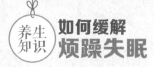

养生知识　如何缓解烦躁失眠

烦躁失眠脉象浮，由心火上炎导致，调理以滋阴清热、养心安神为主。

浮脉

外感表证

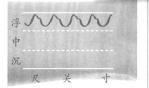

　　浮脉指浮于皮肤表面，如水中浮木。浮脉多主表证，浮而有力为表实，浮而无力为表虚。

左寸脉浮： 伤风感冒导致头痛、发热。

右寸脉浮： 风寒袭肺导致咳嗽、流涕。

左关脉浮： 脾虚腹胀。

右关脉浮： 脾胃虚弱。

左尺脉浮： 下焦湿热。

右尺脉浮： 下焦风热。

洪脉

实火过盛

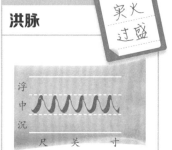

　　洪脉指脉形宽大，血流量增加，应指浮大而有力。洪脉多主热证，多种实火过盛都会导致洪脉。

左寸脉洪： 心火上炎。

右寸脉洪： 热邪壅肺。

左关脉洪： 肝火旺盛。

右关脉洪： 胃火燔炽。

左尺脉洪： 膀胱有热。

右尺脉洪： 大肠淤滞化热。

濡脉

气血亏虚

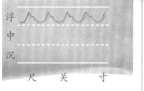

　　濡脉极软而浮细，就像帛在水中一样，用手轻摸有感觉，稍一用力则无。濡脉主气血双亏。

左寸脉濡： 心阳不足。

右寸脉濡： 肺气不足。

左关脉濡： 肝血不足。

右关脉濡： 脾气虚弱。

左尺脉濡： 精血亏损。

右尺脉濡： 肾阳虚乏。

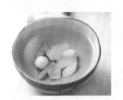
▲多喝莲子百合麦冬汤，其中的莲子可以宁心安神，降心火，助睡眠。

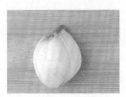
▲百合可以清心安神，每天喝点百合酸枣仁茶，可以降心火，除心烦。

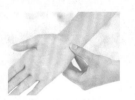
▲每天按揉神门穴3~5分钟，可调节心经气血，帮助排出体内火气。

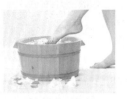
▲睡前用热水泡脚，泡到后背微微出汗，额头轻微冒汗即可。

散脉

> 元气
> 离散

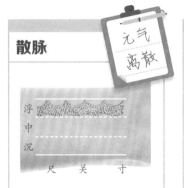

浮　
中　
沉　

尺　关　寸

　　散脉表现为浮散无根，浮散指诊脉时轻取感觉分散凌乱，加大力度时脉搏越来越弱，重取感觉不到了。散脉是阳虚不敛，气血耗散，脏腑衰竭之候。

左寸脉散： 心气不足。

右寸脉散： 肺气虚。

左关脉散： 脾失健运。

右关脉散： 脾阳不振。

左尺脉散： 肾气衰败。

右尺脉散： 肾阳衰绝。

芤脉

> 失血
> 阴伤

浮　
中　
沉　

尺　关　寸

　　芤脉的脉象浮大而软，手指按下去感觉中央空虚，两边充实。见于各种急性大出血、急性胃肠炎、食物中毒等导致的严重吐泻、脱水而出现的脉象。

左寸脉芤： 上焦热盛。

右寸脉芤： 肺经炽热。

左关脉芤： 肝郁化火。

右关脉芤： 胃络灼伤。

左尺脉芤： 热灼膀胱。

右尺脉芤： 热伤肠络。

革脉

> 气血
> 不足

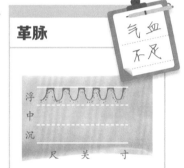

浮　
中　
沉　

尺　关　寸

　　革脉脉象浮，搏指弦，中空外坚，如按鼓皮，切脉时手指感觉有一定的紧张度。脉形如弦，按之中空。革脉是正气不固，血虚不足，气无所恋而浮越于外的表现。

左寸脉革： 心气不足。

右寸脉革： 肺气不足。

左关脉革： 气滞寒凝。

右关脉革： 脾胃虚寒。

左尺脉革： 下焦虚寒。

右尺脉革： 肾阳虚衰。

沉类脉

　　沉类脉的脉象有沉、伏、弱、牢四脉，因这四类脉脉位较深，重按乃得，故同归于一类。沉脉主里证；伏脉主邪闭、厥证；牢脉主里证实寒；弱脉主气血双亏。

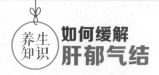

养生知识

如何缓解肝郁气结

肝郁气结的脉象特征是左手关脉沉，调理应以疏肝理气为主。

沉脉

> 多主里证

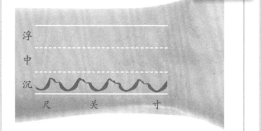

浮 — 中 — 沉 —

尺　关　寸

　　脉位显现部位较深，轻取不应，重按始得，举之不足，按之有余，如水沉石。沉脉是里证的脉象。常见于慢性消耗性疾病或营养不良性疾病以及心输出量减少的疾病。

左寸脉沉：心阳不振，瘀血停胸。

右寸脉沉：肺气不宣，形寒畏冷。

左关脉沉：肝胆气结，左肋疼痛。

右关脉沉：脾胃虚寒，食滞伤胃。

左尺脉沉：寒郁少阴，精冷如冰。

右尺脉沉：命火不足，腰酸冷痛。

伏脉

> 邪气内伏

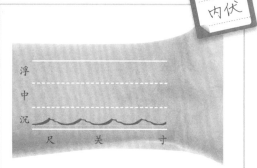

浮 — 中 — 沉 —

尺　关　寸

　　伏脉是指脉管位于深部，接近骨部的状态。凡实邪内伏，气血阻滞，症见气闭、热闭、寒闭、痛闭，以及痰食水饮阻滞，剧烈疼痛，脉象一般是伏脉。多为休克的先兆或易患危急重症及疑难病。

左寸脉伏：心阳不振，沉忧抑郁。

右寸脉伏：寒痰壅肺，肺气不宣。

左关脉伏：肝气不舒，腰脚疼痛。

右关脉伏：胃寒食积，中脘作痛。

左尺脉伏：肾精不足，疝瘕寒痛。

右尺脉伏：命门火衰，脐下冷痛。

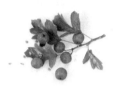

▲多吃行气的食物，如橙子、山楂、茉莉花、玫瑰花等，可理气解郁。

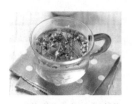

▲干梅花 25 克，合欢花 10 克，加水煮半小时，睡前喝 1 杯，可除烦解郁。

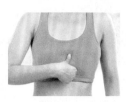

▲生气时先压揉膻中穴 5 秒，休息 3 秒，再向下捋 100 下，可宽胸理气。

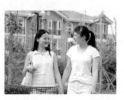

▲尽量少生气，可选择倾诉、唱歌、聊天或旅游等方式放松心情。

牢脉

寒证、里证

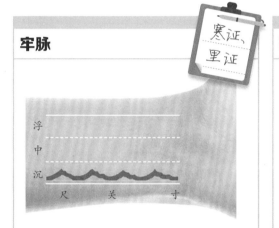

牢脉指脉形沉而实大弦长，轻取中取均不应，沉取始得，坚着不移。牢脉脉势大、脉形长。多主寒证、里证，亦主气塞、积热、顽痰、食积、瘀血等。

左寸脉牢： 心经气血凝滞。

右寸脉牢： 肺气郁滞，咳嗽之气逆致胸背痛。

左关脉牢： 肝气郁结导致血瘀。

右关脉牢： 阴寒积聚于脾胃。

左尺脉牢： 肾气衰弱，寒邪上冲。

右尺脉牢： 下焦寒疝。

弱脉

气血双亏

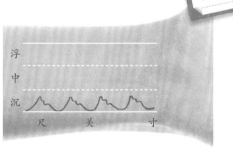

弱脉指极软而细的脉，弱如老翁。弱脉是一种复合因素的脉象，一是脉形细，二是脉体软，三是脉位沉。弱脉主气虚衰或气血俱衰。

左寸脉弱： 心气虚或阳虚，导致心悸气短、手足发汗等。

右寸脉弱： 肺气虚，抵抗力差。

左关脉弱： 肝不藏血，气血两虚。

右关脉弱： 脾胃气虚或虚寒，易积食或腹泻。

左尺脉弱： 肾气不足，膀胱不固。

右尺脉弱： 肾阳虚，小腹、四肢发冷。

迟类脉

迟类脉包括迟脉、缓脉、涩脉、结脉四种脉象，共同特点是脉象迟缓，一息不足四至。迟脉主寒证、邪热结聚；缓脉主湿病、脾胃虚弱；涩脉主气滞血瘀、精伤血少、痰食内停；结脉主阴盛气结、寒痰血瘀等症。

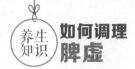

养生知识 **如何调理脾虚**

当脉象出现缓脉时，有可能是脾虚了，要健脾养胃、助运化湿。

迟脉

阴证、寒证

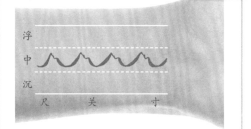

迟脉指脉来缓慢，一息脉动三到四至（每分钟不足60次）。迟脉大多与寒证有关，寒主凝滞，寒邪入侵导致气血运行受阻，在脉象上就表现为迟脉。

左寸脉迟： 寒湿入侵导致胸痛。

右寸脉迟： 寒痰阻滞导致咳嗽。

左关脉迟： 寒积肝脉导致胁下疼痛。

右关脉迟： 脾虚导致腹胀、便溏等。

左尺脉迟： 肾虚导致尿频。

右尺脉迟： 肾阳不振导致少腹冷痛，腰膝清冷无力。

缓脉

虚寒湿邪

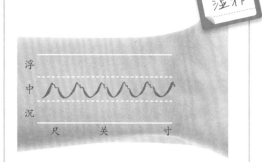

缓脉的脉象来去稍快于迟脉，一息四至，应指柔和舒缓，往来节律均匀。缓脉有两种意义，一是平缓脉，可见于平常人；二是脉势纵缓，缓怠无力，如微风拂柳。缓脉多由脾虚或为湿邪困阻所致。

寸部见缓脉： 颈项脊背，拘急不利。

关部见缓脉： 眩晕或脾胃虚弱。

尺部见缓脉： 脾肾阳虚导致便秘，也可见于肝肾不足引起的足膝酸软、行走不利。

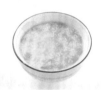

▲饮食调理是关键，三餐要规律，每餐八分饱，多喝小米南瓜粥。

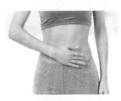

▲经常按摩腹部，顺时针方向按揉预防便秘，逆时针方向按揉预防腹泻。

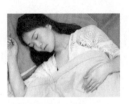

▲保持健康的生活习惯，保持良好情绪，按时休息，保证睡眠。

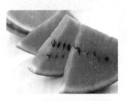

▲注意腹部保暖，避免受寒，少吃生冷瓜果，多吃温热食物。

涩脉

阳热之证

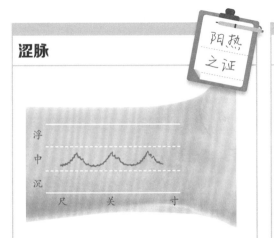

　　涩脉的脉象细而迟缓，往来艰难，脉体短而散漫，脉律与脉力不匀，应指如轻刀刮竹。气滞、血瘀、痰浊、饮食过度等实证都会导致脉象涩而有力。气血亏虚也会导致涩脉。

左寸脉涩： 心血瘀阻。

右寸脉涩： 寒邪或痰湿阻肺。

左关脉涩： 肝血淤积。

右关脉涩： 脾虚导致食欲减退。

左右尺脉涩： 身体虚弱、房事过度、早衰造成肾阴阳两虚。

结脉

气血凝滞

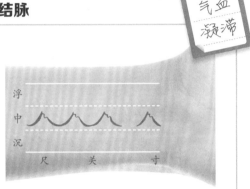

　　结脉的脉象是脉来迟缓，脉律不齐，有不规则的歇止。多与心脏病有关，冠心病、风湿性心脏病、甲亢性心脏病等在脉象上都可能表现为结脉。

左寸脉结： 心阳不足，寒痰淤阻。

右寸脉结： 肺气不足，痰饮壅结。

左关脉结： 肝气郁结，气滞血瘀。

右关脉结： 脾虚失运，食滞脘腹。

左尺脉结： 命门火衰，阴寒内积。

右尺脉结： 肾精亏损，筋骨失养。

数类脉

数类脉包括数脉、疾脉、促脉、动脉四种脉象，共同特点是脉象急促，一息五至以上。数脉主热证，亦主里证、虚证；疾脉主急性热病；促脉主阳盛实热、气滞血瘀等；动脉主惊恐疼痛。

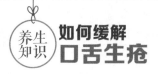

数脉

阳热之证

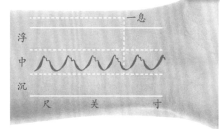

数脉指脉来急促，一息五到六至（每分钟90次以上），如疾马奔腾。数脉大多与热证相关，有力为实热，无力为虚热。

左寸脉数而有力： 口舌生疮，烦渴头痛。

右寸脉浮数而有力： 风热犯肺引起咳嗽。

左关脉数： 肝火旺盛，肝热淤积。

右关脉数： 胃热口臭，食入即吐。

左右尺脉数而无力： 肾虚热，导致腰膝酸痛、腰背强急。

疾脉

急性热病

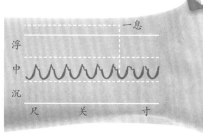

疾脉是指脉搏跳动非常迅速，快到极致的情况，一般来说，一息七到八至，每分钟脉搏跳动达130~140次。疾脉是一种比较少见的脉象，多是急病、热病较严重，危及生命的阶段才会出现，比如结核病、心肌炎等。

左寸脉疾： 心火旺盛。

左关脉疾： 肝阴已绝。

右关脉疾： 脾阴消竭。

左尺脉疾： 无津液以濡养血脉。

右尺脉疾： 阳气盛极。

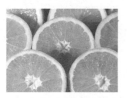

▲多补充维生素，如吃维生素 C 片和富含维生素的水果蔬菜。

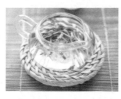

▲可用开水冲泡一杯金银花、生甘草茶，可清热解毒。

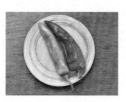

▲注意口腔卫生，避免损伤口腔黏膜，避免辛辣食物和局部刺激。

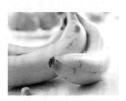

▲注意饮食均衡，多吃香蕉等润肠通便的食物。

促脉

阳盛
实热

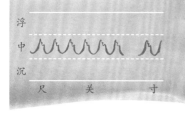

　　促脉是指脉率较快或快慢不定，间有不规则的歇止，即脉来较促，时有中止，止无定数。促脉主阳盛实热或邪实阻滞之证。

左寸脉促： 心火亢盛，口舌生疮。

右寸脉促： 痰热阻肺，咳嗽、哮喘。

左关脉促： 瘀血积滞，疼痛难忍。

右关脉促： 中焦停饮，腹满痞闷。

左尺脉促： 相火过旺，热逼精泄。

右尺脉促： 命门火旺，肾阴被灼。

动脉

惊恐
疼痛

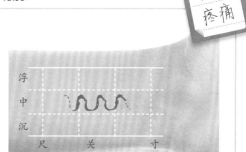

　　动脉是指脉来流利、频数而搏动有力的状态。动脉形短如豆，多见于关部。动脉是阴阳失和、气血冲动的表现，惊恐、气郁、各种痛证时可见动脉。

左寸脉动： 心主受侮，而生惊悸。

右寸脉动： 外卫不固，从而汗泄。

左关脉动： 阴寒邪盛，拘挛惊恐。

右关脉动： 心脾不安，动则疼痛。

左尺脉动： 肾阳不足，亡精失血。

右尺脉动： 阴不胜阳，阴虚火热。

虚类脉

虚类脉包括虚脉、微脉、细脉、代脉、短脉五种脉象，共同特点是应指无力，按之空虚。虚脉主各种虚证，微脉主气血阴阳俱虚；细脉主气血两虚、湿证等；代脉主气血亏虚，脏器衰微；短脉主阳气亏损，气滞血瘀。

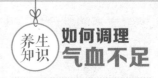

养生知识 如何调理气血不足

左手脉虚而细是气血不足的表现，需要从补气养血开始调理。

虚脉

各种虚证

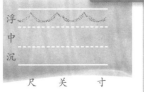

虚脉是一切无力脉的总称。脉象特点是脉搏搏动力量较弱，寸、关、尺三部均无力，是脉管的紧张度减弱、脉管内充盈度不足的状态。虚脉主各种虚证。

左寸脉虚而细：心气血两虚。

右寸脉虚：肺气虚。

左关脉虚：肝血虚。

右关脉虚：脾胃虚。

左右尺脉虚：肾精肾气不足，导致腰膝酸软。

微脉

各种虚劳

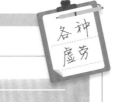

微脉极细极软，按之欲绝，若有若无，如水上浮油。微脉是具有复合因素的脉象，脉体符合极细极软即为微脉。微脉为气血亏虚之候，多为气血不足、元阳亏损之兆。微脉多主各种虚劳。

寸部见微脉：肺气虚。

关部见微脉：脾虚。

尺部见微脉：精血不足或虚寒内生以及下焦消渴。

细脉

气血两虚

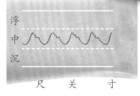

细脉指脉细如丝线，应指明显，切脉指感为脉道狭小，细直而软，按之不绝。细脉的形成多源于气血不足。

左寸脉细：心血虚。

右寸脉细弱：肺气血虚。

左关脉细：肝血不足。

右关脉细：脾胃气血两虚。

左右尺脉细：肾脏气血两虚。

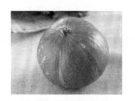

▲补气血首先要调脾胃，多吃南瓜、山药、莲子等健脾益胃的食物。

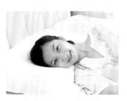

▲养肝血，保证睡眠充足，切忌生气、熬夜，不要过度疲劳。

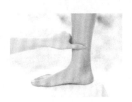

▲每天按揉三阴交穴2次，每次5~6分钟，可以补气养血。

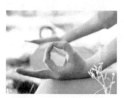

▲多运动，练习瑜伽、太极拳等舒缓运动，可调养气血。

代脉

脏器衰弱

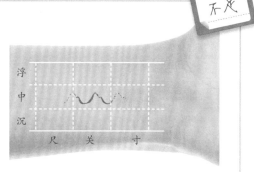

浮 中 沉

尺　关　寸

代脉的脉象特点是脉律不齐，表现为有规则的歇止，歇止时间较长，脉势较软较弱。可见于心脏病患者，也可见于一些重症患者。

脏器衰微：多见于人即将死亡，心脏功能极度衰弱，出现代脉。

剧烈头痛：导致心脏和其他器官运转失常，暂时性失去功能，出现代脉。

跌打损伤：导致剧烈头痛、出血过多、经脉受损，出现代脉。

短脉

气虚不足

浮 中 沉

尺　关　寸

短脉是指脉管搏动的范围短小，没有达到"寸、关、尺"的长度。短脉主气虚不足，如气虚、气郁、气滞、气逆皆可见短脉。

左寸脉短：心气虚弱，可见心悸等。

右寸脉短：肺气虚损，可见气喘等。

左关脉短：肝气郁结，可见胁痛胀满。

右关脉短：脾虚气滞，可见嗳气等。

左尺脉短：寒气郁滞，可见小腹痛。

右尺脉短：命门火衰，可见阳痿、早泄等症。

实类脉

实类脉包括实脉、长脉、滑脉、弦脉、紧脉五种脉象，共同特点是应指充实而有力。实脉主气血壅阻而亢盛；长脉主肝阳有余，阳盛内热；滑脉主体内有痰湿，火气旺盛；弦脉主肝气郁结，体内淤滞；紧脉主寒气侵袭。

养生知识　如何缓解咽喉肿痛

右手寸脉实是肺实热的表现，会引起咽喉肿痛，调理以清热解毒为主。

实脉

各种实证

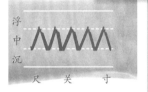

实脉的特点是脉搏搏动力量强，寸、关、尺三部，浮、中、沉三候均有力量。实脉多主各种实证。

左寸脉实：心有实火。

右寸脉实：热毒壅肺。

左关脉实：肝气郁结。

右关脉实：消化不良。

左右尺脉实：下焦实热壅滞。

长脉

阳证、热证

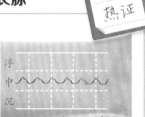

长脉是指脉动应指范围超过寸、关、尺三部，脉体较长。长脉主阳证、实证和热证。

左寸脉长：心火过旺。

右寸脉长：肺气壅塞。

左关脉长：肝气横逆。

右关脉长：脾郁气滞。

左尺脉长：下焦寒气上逆。

右尺脉长：无病之征象。若兼有弦脉，可见眩晕、动脉硬化之疾。

滑脉

痰湿、实热

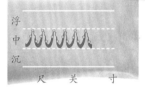

滑脉往来流利，如盘走珠，应指圆滑，往来之间有一种回旋前进的感觉。如果女性停经两三个月出现滑脉，则是妊娠脉。滑脉多与痰湿、实热相关。

左寸脉滑：痰火扰心。

右寸脉滑：痰热阻肺。

左关脉滑：肝郁化热。

右关脉滑：脾有湿热。

左尺脉滑：膀胱湿热。

右尺脉滑：命门火旺。

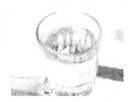

▲ 多喝温热的白开水，水可以稀释喉咙中的分泌物，还能增强抵抗力。

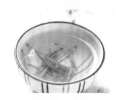

▲ 金银花可清热解毒，可泡一杯金银花茶，缓解咽喉肿痛。

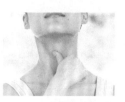

▲ 用拇指按揉廉泉穴 50 次左右，每天坚持，可缓解咽喉肿痛症状。

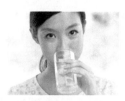

▲ 用盐水漱口，可有效缓解咽喉红肿并稀释黏液，排出刺激物与细菌。

弦脉

各种痛证

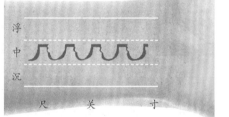

　　弦脉脉形端直而细长，如按琴弦，稍微用力，就像按在了紧绷的琴弦上。脉势较强、脉道较硬，诊脉时有挺然指下、直起直落的感觉。弦脉主肝胆病，对应各脏腑，多与各种疼痛相关。

左寸脉弦： 心阳不宣导致胸闷气短。

右寸脉弦： 痰饮停胸导致胸胁满闷。

左关脉弦： 肝气郁结，胆失疏泄。

右关脉弦： 脾虚导致小腹疼痛。

左右尺脉弦： 腰痛、腹痛、足痛；女性痛经。

紧脉

寒证、痛证

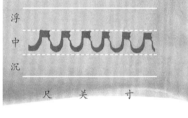

　　紧脉是指脉形紧急，如牵绳转索，或按之左右弹指，就像按在了一根紧绷的，又在拧的绳子上，指感紧绷有力，且有旋转绞动或左右弹指的感觉。紧脉多见于风寒搏结的实寒证、痛证和宿食内阻等。

左寸脉紧： 寒邪袭表导致发热、恶寒。

右寸脉紧： 寒邪束肺导致咳嗽。

左关脉紧： 寒凝经脉导致胁肋疼痛。

右关脉紧： 寒凝脘腹导致腹痛。

左右尺脉紧： 寒凝下焦导致腹痛。

如何诊妇人脉

女性有经、孕、产等特殊的生理活动及其病变，因而其脉诊也有一定的特殊性。

诊月经脉

经期或经期前后脉象滑利，属于正常脉象。若脉象弦数或滑数有力，多为实热证，说明冲任不足。脉细数者多为血热伤津，阴亏血少。脉沉细而涩，多为肝肾亏损，精血不足，血海空虚。脉沉涩而不细者，多为气滞血瘀，冲任不畅。若脉虚大而芤，则多为气脱血崩，要引起高度注意。

诊妊娠脉

已婚妇女平时月经正常，突然停经，脉来滑数冲和，兼饮食偏嗜好者，多为妊娠之征。《黄帝内经·素问·阴阳别论》云："阴搏阳别，谓之有子。"《黄帝内经·素问·平人气象论》云："妇人手少阴脉动甚者，妊子也。"指出妇人两尺脉搏动强于寸脉或左寸脉滑数动甚者，均为妊娠之征。尺脉候肾，胞宫系于肾，妊娠后胎气鼓动，故两尺脉滑数搏指，异于寸部脉者为有孕之征。

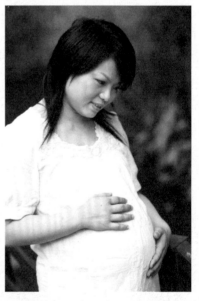

诊临产脉

临产妇人可出现不同于平常的脉象，其脉多浮，或脉数而滑或紧，称离经脉。孕妇在平时无脉的中指中节或本节的两旁出现脉搏跳动，即是临产之征。

妊娠脉滑数，而临产脉多是浮脉，要注意区分。

如何诊小儿脉

　　诊小儿脉与诊成人脉有所不同。小儿寸口部位狭小，难以区分寸、关、尺三部，再则小儿就诊时容易惊哭，惊则气乱，气乱则脉无序，故难以诊察。因此，小儿科诊病注重辨形色、审苗窍。后世医家有一指总候三部的方法，是诊小儿脉的主要方法。

　　一指总候三部的诊脉法简称"一指定三关"。操作方法是：用左手握住小儿手，对三岁以下的小儿，可用右手拇指按于小儿掌后高骨部脉上，不分三部，以定至数为主。亦有用食指直压三关，或用食指拦度脉上而辗转以诊之。对四岁以上的小儿，则以高骨中线为关，以一指向两侧滚转寻察三部；七八岁小儿，则可挪动拇指诊三部；九至十岁以上，可以次第下指，依寸、关、尺三部诊脉；十五岁以上，可按成人三部诊脉法进行辨析。

　　小儿脉象一般只诊浮沉、迟数、强弱、缓紧，以辨别阴阳、表里、寒热和邪正盛衰，不详求二十八脉。三岁以下小儿，一息七八至为平脉；五六岁小儿，一息六至为平脉，七至以上为数脉，四五至为迟脉。数为热，迟为寒，浮数为阳，沉迟为阴；强弱可测虚实，缓紧可测邪正；沉滑为食积，浮滑为风痰；紧主寒，缓主湿，大小不齐多食滞。

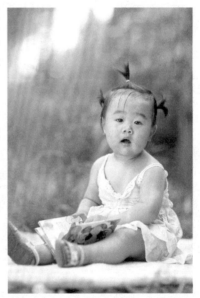

小儿诊脉，不同年龄段诊脉方法也不同。

相似脉象的区分

在常见脉象中，有些脉有相似之处，容易混淆，在诊脉时要注意区分，以免误诊。

根据诊脉的力度区分

脉位较浅的相似脉比较

相似脉	脉象分析
浮脉	轻按即可得出，稍微用力脉搏就会减弱，但还是能感觉到脉形不大不小
芤脉	轻按能感觉到，但是无力，稍微用力就感觉不到了，像按在葱管上
革脉	好像按在牛皮做的鼓面上，轻按可察，速度较快，稍微用力就很难察觉
散脉	轻按可得，脉搏的频率和力度比较散乱，没有什么规律

脉位较深的相似脉比较

相似脉	脉象分析
沉脉	用正常的 10~15 菽指力就能诊得
伏脉	要用超过 15 菽的力，甚至推至筋骨才能诊得，而且有时候还摸不到
牢脉	沉取实大弦长，坚牢不移

根据脉搏跳动的快慢区分

脉搏跳动缓慢的相似脉比较

相似脉	脉象分析
迟脉	脉率少于 1 息 4 至，即 1 分钟少于 60 次
缓脉	脉率大概 1 息 4 至，即 1 分钟 60~70 次，但是脉搏很无力
结脉	脉率不但达不到 1 息 4 至，而且还会出现不规则的歇止

脉搏跳动偏快的相似脉比较

相似脉	脉象分析
数脉	脉率 1 息 5 至以上，不足 7 至，即 1 分钟 80~100 次
疾脉	脉率更快，1 息达到 7~8 至，即 1 分钟超过 100 次
滑脉	滑脉的脉率其实并不快，但是来往滑利，给人的感觉好像快了一样
促脉	脉率 1 息在 5 至以上，即每 1 分钟 80 次以上，且有不规则的歇止

根据脉形的变化区分

脉形细小、软弱无力的相似脉比较

相似脉	脉象分析
细脉	脉形细小，应指明显，很容易察觉到，主要从脉搏的形态而言
微脉	极软极细，按之欲绝，若有若无，起落模糊，不仅仅指脉形，主要指脉搏的力量弱
弱脉	沉细而无力，需要用力按来感知
濡脉	浮细而无力，即脉位与弱脉相反，轻取即得，重按反不明显

脉形有力充实的相似脉比较

相似脉	脉象分析
细脉	脉搏有力，无论轻按还是重按都十分清楚，来去都十分有力
洪脉	最大的特点就是洪大，感觉脉搏跳动好像占满了整个接触部位，脉搏来时有力、去时缓和

搏动范围比较小的相似脉比较

相似脉	脉象分析
短脉	短脉常兼迟涩
动脉	动脉其形如豆，常兼滑数有力

特殊脉象的区分

时断时续的相似脉比较

相似脉	脉象分析
促脉	脉搏跳动比较快，偶尔终止，没有明显的规则
结脉	脉搏跳动缓慢，偶尔终止，没有明显的规则
代脉	脉搏跳动速度不一定，停止跳动比较有规律，而且停止的时间比较长

察言观色，一个人健康与否可以从面部器官观察出来。

一掌之内，可以体察脏腑，手是观察人体健康状况的一面镜子。

凡治病者，必先知脉之虚实，气之所结，然后为之方，故疾可愈，而寿可长也。

第四章
常见疾病诊疗法

现代社会，人们工作繁忙，生活节奏较快，不规律的作息、不良的饮食习惯、较大的心理压力等影响了我们的身体健康，很多人的身体处于亚健康状态，有些人还患上了很严重的疾病。如果我们在日常生活中注意观察身体，学会一些自检自疗的方法，有了问题能够及早发现，身体就会保持健康的状态。

本章详细讲解了 41 种常见病的面诊、手诊和脉诊的方法，以及一些中医调理和日常养护方法，内容丰富，读者可以参照本书，结合自己的身体情况来自查自检，时刻关注自己的身体健康。

呼吸系统疾病
感冒

感冒，俗称"伤风"，相当于西医中的普通感冒、急性上呼吸道感染，四季皆可发，以冬春两季最为多见，邪毒由口鼻或皮毛而入，病程较短，一般 3~7 日可痊愈。

感冒的临床症状和病因

临床主要表现为鼻塞、流涕、喷嚏、恶寒、发热、头痛、全身不适等。部分患者病及脾胃，从而表现出胸闷、恶心、呕吐、食欲减退、大便稀溏等症状。感冒的原因多是感受风邪，引起肺卫功能失调导致。

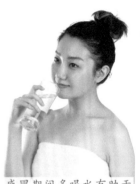

感冒期间多喝水有助于缓解不适。

感冒的中医诊断方法

感冒可以通过中医舌诊、手诊和脉诊的方法来诊断，如患者舌苔薄黄、质腻，舌尖微红，手掌肺区暗淡或青筋凸起，脉象浮紧或浮数。

舌诊法	手诊法	脉诊法

感冒的舌部表现
风热感冒：舌苔薄黄、质腻，舌尖微红；风寒感冒：舌苔白，伴有面色发白、恶寒重、头痛、流涕、鼻塞等症状。

感冒的手部表现
手掌笼罩一层灰暗色，各处青筋浮现，光泽度差，鼻区发青；肺区暗淡或青筋凸起；生命线靠近掌心处有众多胚芽纹。

感冒的脉象表现
脉浮紧，多为风寒袭表所致；脉浮数，多为风热犯肺所致；脉濡数，多为暑邪袭表所致；脉浮弱，多为体虚，外感风寒所致。

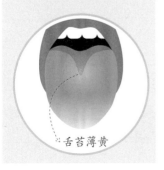

舌苔薄黄

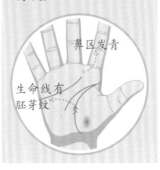

鼻区发青
生命线有胚芽纹

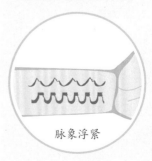

脉象浮紧

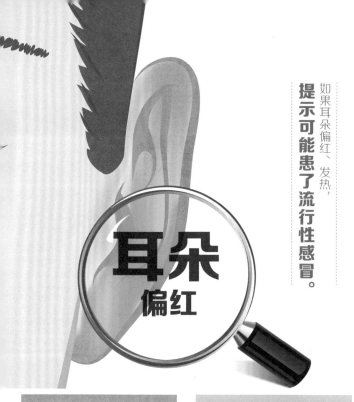

如果耳朵偏红、发热，**提示可能患了流行性感冒。**

耳朵 偏红

艾灸疗法

艾灸大椎穴

感冒时如果感到四肢发凉、肩背冷痛、身体虚弱，可灸大椎穴。用艾条温和灸大椎穴10分钟，可祛风散寒，有效提高机体免疫力，缓解感冒症状。

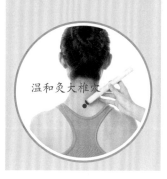

温和灸大椎穴

按摩疗法

按摩风池穴、太阳穴等

感冒早期，通过按摩一些穴位可有效缓解感冒症状。按摩风池穴、太阳穴、迎香穴、大椎穴和足三里穴，具有疏风散寒的作用，可增强机体免疫力，防治感冒。

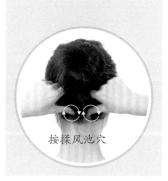

按揉风池穴

感冒这样调

感冒期间应注意起居饮食，避免受寒，开窗通风，少去公共场所，避免感染。

饮食调理

感冒期间应多饮水，饮食宜清淡、易消化；禁食辛辣刺激、油腻肥甘的食物。

运动缓解

平时注意加强锻炼，增强体质，预防感冒。但是感冒期间不要进行过于激烈的运动，这时抵抗力较弱，会加重症状，所以感冒时要适当卧床休息。

情绪调节

注意情绪的调节，保持平和心态，不要因感冒而心情不悦，这样不利于身体的康复。

慢性支气管炎

慢性支气管炎是气管、支气管黏膜及周围组织的慢性非特异性炎症。缓慢起病，病程长，反复发作而病情加重。每年发病持续3个月，连续2年或2年以上。

慢性支气管炎临床症状和病因

常见症状为反复咳嗽、咳痰、喘息，痰液一般呈白色黏液泡沫状。西医把慢性支气管炎的病因分为两个方面：①呼吸道局部免疫功能降低，导致呼吸道感染。②植物性神经功能失调，导致呼吸道容易受刺激。

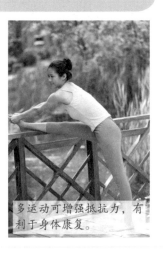

多运动可增强抵抗力，有利于身体康复。

慢性支气管炎的中医诊断方法

慢性支气管炎患者在面部、手部以及脉象上都有表现，这是六淫外邪侵袭肺系，或脏腑功能失调伤及肺腑的外部表现。

面诊法

慢性支气管炎的面部表现

鼻尖、双颧处均有红血丝，或耳部肺区毛细血管扩张。虹膜的一部分及整个球结膜被脂肪物覆盖，色黄。

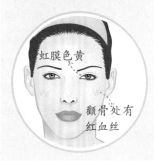

虹膜色黄

颧骨处有红血丝

手诊法

慢性支气管炎的手部表现

感情线上，中指与无名指区间有分支；无名指下的太阳线有横纹，形成"丰"字纹；指甲过软，有筒状倾向。

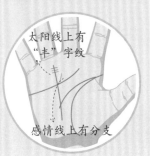

太阳线上有"丰"字纹

感情线上有分支

脉诊法

慢性支气管炎的脉象表现

脉浮或浮紧，多为风寒袭肺所致；脉浮数或浮滑，多为风热犯肺所致；脉弦滑，多为肝火犯肺所致。

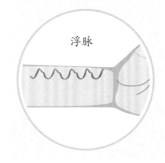

浮脉

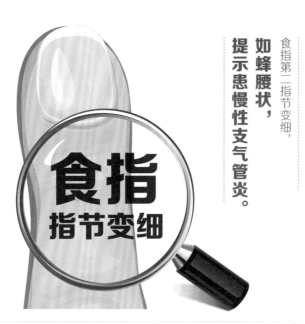

食指第二指节变细，

如蜂腰状，提示患慢性支气管炎。

食指指节变细

慢性支气管炎这样调

慢性支气管炎应注意预防感冒，加强锻炼，注意饮食清淡，戒烟戒酒。

饮食调理

饮食宜清淡、易消化，并且要补充一定的蛋白质，如鸡蛋、瘦肉、牛奶等；忌生冷、肥甘厚腻及辛辣的食物。

运动缓解

加强体育锻炼。推荐夏季游泳，既能改善肺的通气功能，又能提高呼吸能力。

情绪调节

慢性支气管炎需要慢慢调养，患者不应有急躁情绪，心态应放平和，家人应多给予关心，有不良情绪时应及时疏导。

药膳疗法

南瓜红枣汤

南瓜150克，红枣2颗，红糖适量。南瓜去皮切条，与红枣一同煮汤服食。此汤可解表宣肺，对慢性支气管炎有很好的辅助治疗作用。

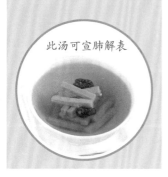

此汤可宣肺解表

按摩疗法

按摩肺俞穴、肾俞穴等

肺俞穴、肾俞穴、华盖穴、中府穴、尺泽穴、合谷穴，这几个穴位具有宣肺解表、益肾助阳、宣肺止咳、清肺热的作用，坚持按摩可对慢性支气管炎起到一定缓解作用。

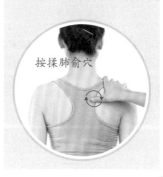

按揉肺俞穴

咽炎

咽炎在中医中称为"喉痹"，是指咽部黏膜和淋巴组织的炎性病变。根据发病时间和症状的不同，分为急性咽炎和慢性咽炎两种。

咽炎的临床症状和病因

临床表现为咽部不适，有异物感、咽部分泌物不易咯出，咽部有痒感、烧灼感、干燥感或刺激感，还可有微痛感。急性咽炎常为病毒、细菌引起，冬季、春季较为多见，而慢性咽炎是由急性咽炎反复发作导致的。

百合泡水或煮粥喝，可滋阴润肺、清热化痰。

咽炎的中医诊断方法

咽炎多因起居不慎，肺卫失固，致风热邪毒侵犯咽喉而致，可以通过观察面部或手部特征进行诊断。

面诊法

咽炎的面部表现
双耳垂突然自然发红，提示扁桃体发炎；若耳垂有黑色斑点出现，提示可能患有慢性咽炎。

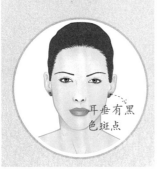

耳垂有黑色斑点

手诊法

咽炎的手部表现
咽喉区出现"井"字纹、凸起的黄色斑点或青暗色斑，提示慢性咽炎；掌面中指根呈紫色，并有压痛感，提示急性咽炎。

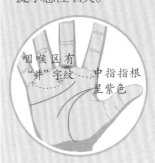

咽喉区有"井"字纹　中指指根呈紫色

脉诊法

咽炎的脉象表现
脉浮数，风热外侵所致；脉浮紧，风寒袭肺所致；脉洪数，肺胃热盛所致。

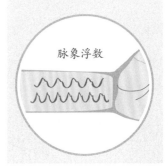

脉象浮数

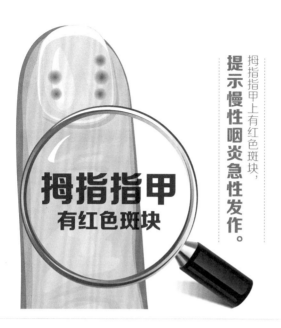

拇指指甲有红色斑块

提示慢性咽炎急性发作。

拇指指甲上有红色斑块，

药膳疗法

百合香蕉银耳汤

百合、干银耳各 30 克，香蕉 2 根，枸杞子、冰糖各适量。香蕉去皮，与百合、泡发的干银耳、枸杞子一起加清水煎煮，最后放入适量冰糖调味。此汤养阴润肺，适合咽炎患者服食。

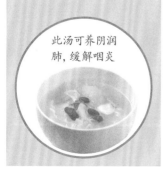

此汤可养阴润肺，缓解咽炎

按摩疗法

按摩经渠穴

经渠穴对咳嗽、咽炎、咽喉肿痛具有很好的疗效。在现代医学中，可用于防治呼吸系统疾病，如支气管炎、肺炎、咽炎、扁桃体炎等。

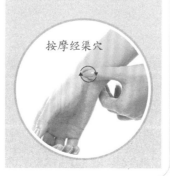

按摩经渠穴

咽炎这样调

咽炎，特别是慢性咽炎应遵循"三分治，七分养"的原则。

饮食调理

不食辛辣刺激、油炸、腌制食物；戒烟、戒酒；多吃富含维生素，以及清热、利咽、消渴的食物，如猕猴桃、西瓜等。

运动缓解

多出去锻炼，增强抵抗力，但要选择温暖的午后，此时气温回升，地面的尘埃浓度降低，这时锻炼比较合适。

生活习惯

保证睡眠充足，少熬夜，少说话，早晚刷牙，保持口腔的干净卫生。

扁桃体炎

扁桃体炎，中医称为"乳蛾"，是腭扁桃体的一种非特异性急性炎症，常伴有一定程度的咽黏膜及咽淋巴组织的急性炎症。

扁桃体炎的临床症状和病因

发病急者，咽部剧烈疼痛，痛连耳窍，吞咽时加剧，伴见高热、恶寒、头身疼痛。病久不愈者，咽干痒，吞咽不利，咽部有异物感，或咽痛、发热反复发作。慢性扁桃体炎多是由于急性扁桃体炎治疗延误造成的。

得了扁桃体炎怎么办

饮食应清淡，多吃一些清热利咽的食物，忌食辛辣刺激、生冷的食物；戒烟、戒酒；注意口腔卫生，饭后用淡盐水漱口，以减少口腔内细菌感染。

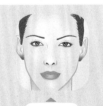

按揉孔最穴

按摩缓解扁桃体炎

孔最穴为肺经之郄穴，可辅助治疗扁桃体炎。用拇指指腹按摩孔最穴 1~3 分钟，长期坚持，可以泻肺热、降肺气、宣窍络，从而达到消肿止痛、开音利咽之效。

扁桃体炎面部、手部、舌象、脉象表现

扁桃体炎
小指指甲前端处发红，面积大而深则表示炎症严重，反之则较轻。

外邪聚喉核
脉象浮数，是外邪聚喉核导致的，治疗方法应以疏风清热、利咽消肿为主。

| 耳垂发红 | 小指指甲红肿 | 舌质红，苔薄黄 | 脉象浮数 |

慢性扁桃体炎急性发作
双耳垂短时间内出现发红，提示慢性扁桃体炎急性发作。

急性扁桃体炎
舌象表现为舌质红，舌苔薄黄，咽喉干燥、疼痛，吞咽困难，伴有发热、咳嗽。

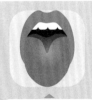

肺气肿

肺气肿是指终末细支气管远端（包括呼吸性细支气管、肺泡管、肺泡囊和肺泡）气腔增大，并伴有腔壁破坏性改变的一种病理状态。

肺气肿的临床症状和病因

常见症状为胸部胀满、胀闷如塞、喘咳上气、痰多，并伴有烦躁、心悸等，以喘、咳、痰、胀为特征。该病发病年龄多为老年人，常因外感而诱发，其中以寒邪为主，过劳、暴怒、炎热也可诱发，吸烟、感染和大气污染也是诱发肺气肿的因素。

得了肺气肿怎么办

肺气肿患者应戒烟，注意保暖，避免受凉，预防感冒；忌食辛辣、油腻、产气的食物；保持环境清洁，消除及避免烟雾、粉尘等对呼吸道的损害。

按揉尺泽穴

按摩缓解肺气肿

用拇指按揉尺泽穴，按揉1~3分钟，以有酸胀感为佳。尺泽穴具有补肺气、滋肺阴的作用，是治疗肺病的良穴。

肺气肿手部、舌象、脉象表现

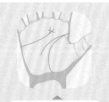

肺气肿较重
无名指指甲增大，甲面中央凸起，甲周软皮角化、皮粗，或甲面有绳样纵纹，指端肥大发白。

痰瘀阻肺
脉象弦滑，多为痰瘀阻肺所致。治疗原则应以涤痰祛瘀、泻肺平喘为主。

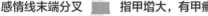

感情线末端分叉 | **指甲增大，有甲癣** | **舌质暗紫，舌苔腻** | **脉象弦滑**

提示肺气肿
感情线末端分叉，分叉线又被干扰线干扰，而且干扰线非常明显。

痰瘀阻肺
舌质暗紫，苔腻或浊腻，症见咳嗽痰多，色白或有泡沫，喉间痰鸣，喘息不能平卧，胸部胀满。

肺结核

肺结核是由于肺部感染了结核分枝杆菌而引起的慢性传染病。人体感染结核杆菌不一定立即发病，当抵抗力降低或细胞介导的变态反应增高时才会引发此病。

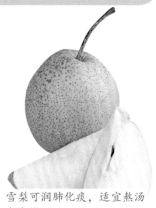

肺结核的临床症状和病因

早期症状主要是咳嗽、咳痰、胸痛、潮热、盗汗及身体逐渐消瘦、无力等，发展到后期严重时就会咯血。肺结核的病因有内外两方面，外因是肺部感染了结核菌；内因是体内正气虚弱导致身体抵抗力下降。

雪梨可润肺化痰，适宜熬汤或煮粥。

肺结核的中医诊断方法

肺结核患者在面部、手部以及脉象上都有表现，可通过面诊法、手诊法和脉诊法等中医诊断法来进行诊断。

面诊法

肺结核的面部表现

面色苍白，颊部潮红如胭脂。在耳部结核点常可见点状充血或粟米粒样大小的小结节，提示肺结核信号。

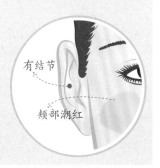

有结节
颊部潮红

手诊法

肺结核的手部表现

生命线起端有障碍线穿过，中部有1个以上小岛形纹，智慧线上也有多个小岛形纹，提示肺结核信号。

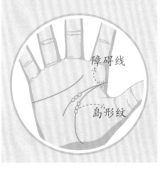

障碍线
岛形纹

脉诊法

肺结核的脉象表现

脉细数，多为阴虚火旺所致；脉微细而数，或虚大无力，多为阴阳两虚所致；脉细弱而数，多为气阴耗伤所致。

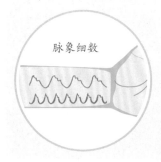

脉象细数

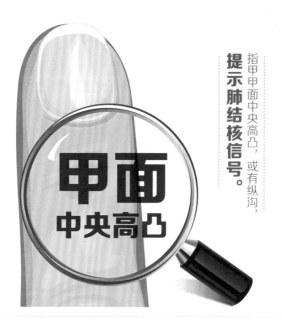

提示肺结核信号。

指甲甲面中央高凸，或有纵沟，

甲面中央高凸

肺结核这样调

肺结核是一种慢性病，合理的饮食习惯以及日常调养对患者的身体恢复很有帮助。

饮食调理

因为肺结核是消耗性疾病，建议患者选择高蛋白、高热量、高维生素、低脂肪饮食，做到荤素搭配合理即可。

运动缓解

可进行一些舒缓运动，如散步、瑜伽等，可增强呼吸循环功能，促进气体交换，增强机体免疫力。

情绪调节

肺结核患者要保持乐观的态度，如果产生消极、多疑、恐惧、悲观的心理，会使病情加重。

药膳疗法

川贝雪梨猪肺汤

猪肺半个切厚片，洗净放入沸水中煮5分钟，捞起过冷水；雪梨1个洗净，连皮切4块，川贝母适量洗净，全部放入锅内，微火煲2小时即可。本汤可扩张支气管平滑肌，减少痰液分泌。

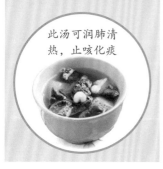

此汤可润肺清热，止咳化痰

按摩疗法

按摩身柱穴

身柱穴，属肺，主气，对气喘、咳嗽、肺结核等症有疗效。用食指指腹按压身柱穴1~3分钟，每天1次，长期坚持，可补正气，扶正祛邪，增强抵抗力，有效缓解病情。

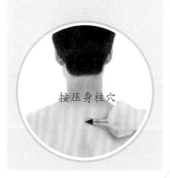

按压身柱穴

消化系统疾病
慢性胃炎

慢性胃炎是指不同病因引起的各种慢性胃黏膜炎性病变，是一种常见病，其发病率在各种胃病中居首位。

慢性胃炎的临床症状和病因

大多数患者常无症状或有程度不同的消化不良症状，如上腹隐痛、食欲减退、腹胀、反酸等。导致慢性胃炎的主要原因有：长期服用对胃黏膜有刺激的食物或药物，过度饮酒、吸烟，饮食无规律，吃过冷或过热的食物等。

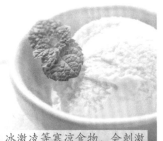

冰激凌等寒凉食物，会刺激胃部，加重症状，不宜多食。

慢性胃炎的中医诊断方法

慢性胃炎属于中医"痞满"的范畴，在面部胃区会有所表现，同时也会影响手纹的变化，脉象上会因症状和病因不同而有不同表现。

面诊法

慢性胃炎的面部表现
双眼有毛细血管向虹膜走行，舌面有数朵红色斑块，耳部胃区可见点片状光泽红晕，这些都是慢性胃炎的信号。

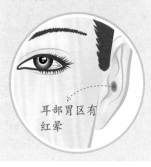

耳部胃区有红晕

手诊法

慢性胃炎的手部表现
感情线行走到中指下时，出现小的竖干扰线；智慧线和生命线的交叉处有菱形纹。以上皆提示慢性胃炎信号。

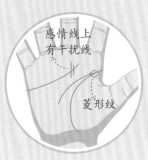

感情线上有干扰线

菱形纹

脉诊法

慢性胃炎的脉象表现
脉滑数，多为邪热内陷所致；脉弦滑，多为饮食停滞所致；脉沉滑，多为痰湿内阻所致；脉沉弱，多为脾胃虚弱所致。

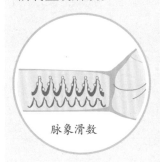

脉象滑数

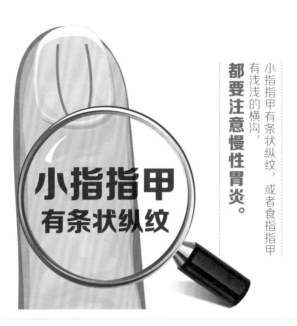

小指指甲有条状纵纹，或者食指指甲有浅浅的横沟，**都要注意慢性胃炎。**

慢性胃炎这样调

慢性胃炎应加强锻炼，注意饮食卫生，避免胃部受到刺激。

饮食调理

宜食清淡食物；少食肥甘厚腻、辛辣刺激食物；少饮酒，少喝浓茶；少食过冷、过热的食物。

运动缓解

饭后不宜立即进行剧烈活动，否则会导致消化不良，建议饭后1小时后活动。

情绪调节

人的情绪与胃酸分泌及胃的消化作用密切相关，情绪低落时，即使美味佳肴，也会味同嚼蜡。因此，进食时要保持精神放松，心情愉快。

药膳疗法

党参红枣茶

党参15克，红枣10颗，陈皮3克。将以上3味药煎汤代茶饮。每天2次，7天为1个疗程，可补脾、养胃、消炎，有效缓解慢性胃炎。

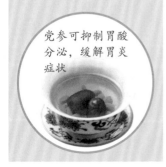

党参可抑制胃酸分泌，缓解胃炎症状

按摩疗法

按摩足三里穴

足三里穴可理脾胃，调气血，补虚弱，主治胃病。以顺时针方向和逆时针方向各按揉足三里穴50次，至皮肤有酸胀感为宜。

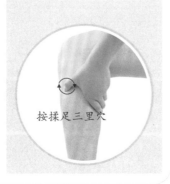

按揉足三里穴

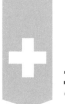

胃及十二指肠溃疡

也称"消化性溃疡"，由于胃和十二指肠局部黏膜的保护功能减退，不能抵抗酸性胃液的消化作用而引起的疾病。

胃及十二指肠溃疡的临床症状和病因

临床特点为慢性过程、周期性发作和症状的节律性。主要症状为上腹部疼痛、恶心、呕吐、反酸、流涎及腹胀、便秘等。情绪波动、不健康的生活习惯、药物的副作用是诱发此病的因素。

得了胃及十二指肠溃疡怎么办

饮食应规律，忌暴饮暴食，不食过甜、过酸、过咸、过热、生冷、坚硬、辛辣刺激等刺激胃部的食物，多食易消化食物。

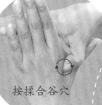

按揉合谷穴

按摩缓解胃及十二指肠溃疡

用拇指按揉合谷穴2~3分钟，以感觉有酸胀感为宜。合谷穴对消化系统疾病有很好的疗效，经常按摩此穴可清热泻火，有效缓解胃及十二指肠溃疡。

胃及十二指肠溃疡的面部、手部、舌象表现

注意胃溃疡、十二指肠溃疡
手掌震位出现"井"字纹，生命线中央出现几个相连的小岛形纹。

胃溃疡
胃溃疡以黄苔、厚苔和舌质红者居多，十二指肠溃疡多舌光无苔、薄白苔，舌色淡或淡红。

眼睛有网状增生

眼下部睑结膜、球结膜血管呈网状增生，提示胃及十二指肠病变。

生命线有小岛形纹

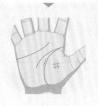

指甲半月痕过大

注意胃部有恶变
双手指甲半月痕过大，且半月痕前端边沿呈锯齿状，应注意胃部有恶变。

红舌，黄苔、厚苔

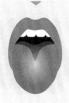

胃下垂

胃下垂是指站立时，胃的下缘达到盆腔，胃小弯弧线最低点降至髂嵴连线以下。长期饮食失节或劳倦过度，致使中气下降、胃气升降失常所致。

胃下垂的临床症状和病因

轻度胃下垂患者多无症状，胃下垂明显者常出现胃肠动力差、消化不良的症状。胃下垂的发生主要是由于膈肌悬吊力不足，导致肝胃、膈胃韧带功能减退而松弛，从而腹内压下降及腹肌松弛，再加上体形或体质等因素，使得胃呈鱼钩状。

得了胃下垂怎么办

缓解胃下垂的关键是增强体质，补充营养，加强对腹部肌肉的锻炼，如可以散步、慢跑、打太极拳。饮食应少食多餐，细嚼慢咽，少吃生冷、寒凉的食物。

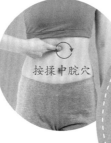
按揉中脘穴

按摩中脘穴
缓解胃下垂

用中指按揉中脘穴1分钟左右，可疏肝和胃、止痛止吐。再将左手掌心叠放在右手背上，将右手掌根放在上腹部，顺时针摩腹1分钟，可宽胸理气、健脾和胃。

胃下垂的面部、手部表现

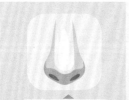

提示胃下垂
中青年女性颧骨处及眼周生有数朵散在的黑斑点，提示患有胃下垂。

鼻梁上有黄褐斑

提示胃下垂
鼻梁上出现椭圆状黄褐斑，提示胃下垂。

颧骨有黑斑点

警惕胃下垂
中指指甲增大且厚，无光泽，甲根增宽，或者指甲上有乌黑色纵线纹，甲根皮肤变皱，警惕胃下垂。

感情线呈现弯弓形

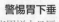

注意胃下垂
感情线在无名指或中指下出现口朝上的弯弓形，注意胃下垂。

指甲有黑色纵线

便秘

便秘不是一种具体的疾病，而是疾病的表现症状，是指大肠传导失常，导致大便秘结，排便周期延长，粪质干结导致排出困难的病症。

便秘的临床症状和病因

便秘起病缓慢，多表现为慢性病变过程，常兼见腹胀、腹痛、头晕、口臭、痔疮等症。便秘的病因有很多，主要与饮食不当、久坐不动、进食太少、水分缺乏、过食辛辣厚味、气机阻滞、营养不良、脏腑失调等因素有关。

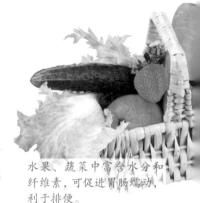

水果、蔬菜中富含水分和纤维素，可促进胃肠蠕动，利于排便。

便秘的中医诊断方法

便秘患者在面部、手部以及脉象上都有表现，如面部和手部都有明显的青筋，提示便秘。

面诊法	手诊法	脉诊法
便秘的面部表现 目内眦有波纹状伸向角膜的深色血管，提示便秘；太阳穴上方有明显的静脉血管形似蚯蚓团状，多为长期便秘所致。	**便秘的手部表现** 生命线下端有细支线走向地丘位，线长提示习惯性便秘；小鱼际发青，掌根肾区和生殖区有明显的青筋显露。	**便秘的脉象表现** 脉滑数，肠胃积热；脉细数，阴虚肠燥；脉弦，气机不利；脉沉迟，脾肾阳虚；脉虚无力，脾气亏虚。

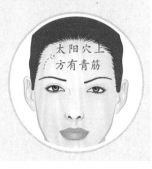

太阳穴上方有青筋

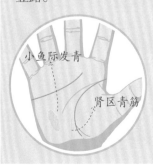

小鱼际发青

肾区青筋

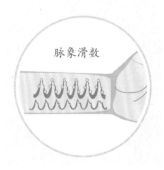

脉象滑数

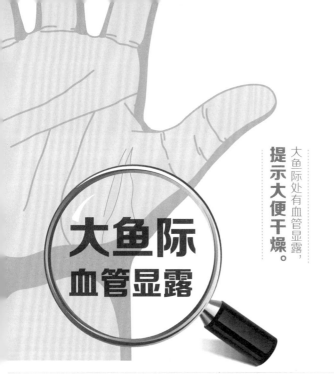

大鱼际处有血管显露，提示大便干燥。

便秘这样调

治疗便秘要以润肠清热为主，不仅要注意饮食，生活习惯上也要注意调整。

饮食调理

多食高纤维的水果蔬菜，促进肠蠕动；多食富含果胶的食物，如香蕉、胡萝卜等，可润肠通便。

运动缓解

每天跑步 1 小时或经常做下蹲运动，有助于重建排便反射。

情绪调节

保持情绪的平和愉悦，尽量少生气，减少焦虑、紧张的情绪。

药膳疗法

当归柏子仁粥

当归 20 克，柏子仁 15 克，粳米 50 克，枸杞子、葱花各适量。当归、柏子仁洗净，枸杞子泡软，与粳米同入锅中煮成粥，放入枸杞子稍煮，最后撒上葱花即可。此粥可润肠通便，缓解便秘。

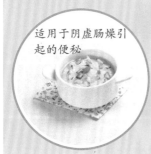

适用于阴虚肠燥引起的便秘

按摩疗法

按摩商曲穴

商曲穴具有运化水湿、清热降温的功效。用拇指按摩商曲穴，按揉 3~5 分钟，以有酸胀感为宜，对腹痛、便秘等不适症状有显著疗效。

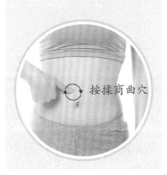

按揉商曲穴

肠炎

肠炎，中医称为泄泻，是由细菌及病毒等微生物感染所引起的人体疾病，是常见病、多发病，按照病程的长短，可分为急性肠炎和慢性肠炎两种。

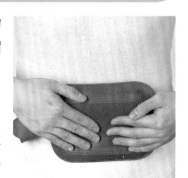

肠炎患者要注意腹部保暖，受凉时可用热水袋温暖腹部。

肠炎的临床症状和病因

急性肠炎主要症状：恶心、呕吐、腹泻；慢性肠炎主要症状：长期反复腹痛、腹泻以及消化不良。急性肠炎多由饮食不当、腹部受凉，或吃变质有毒食物引起；慢性肠炎多因肠道慢性感染或炎性疾病所致。

肠炎的中医诊断方法

除了腹痛、腹泻等症状外，如果患者鼻孔发红，鼻尖突然发青，同时手部金丘处呈现青黑色，指甲有紫色纵线等，提示肠炎发作。

面诊法	手诊法	脉诊法
肠炎的面部表现 鼻孔一周发红，鼻尖发青，提示可能患肠炎；耳部大肠区、小肠区有点状或片状充血，红润，且有光泽和脂溢，是急性腹泻信号。	**肠炎的手部表现** 生命线靠拇指内侧有细长副线，提示患肠炎较久；双手金丘处青黑色，提示最近几天腹泻。	**肠炎的脉象表现** 脉滑数或濡数，多为湿热泄泻所致；脉浮紧或濡缓，多为寒湿泄泻所致；脉细弱，多为脾虚泄泻所致。

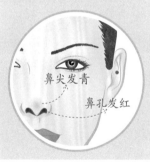

鼻尖发青
鼻孔发红

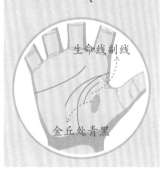

生命线副线
金丘处青黑

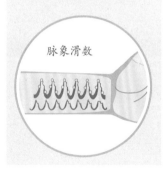

脉象滑数

十指指甲前端发红

十指指甲前端甲缘发红，**提示急性肠炎。**

肠炎这样调

肠炎患者要避免受凉，控制情绪，调整饮食，同时要禁烟限酒，保护肠胃不受刺激。

饮食调理

饮食应规律，多吃易消化的食物；避免吃容易胀气和刺激性的食物；粗纤维难消化食物和辛辣食物也不宜吃。

运动缓解

加强体育锻炼，增强抵抗力，选择适合自己的运动，如跑步、散步、瑜伽、球类运动等。

情绪调节

保持良好的心态，不要有过大的心理压力，有利于病情的稳定，防止肠炎复发。

药膳疗法

荷叶茯苓粥

干荷叶1张，茯苓30克，粳米60克。荷叶煎汁去渣，粳米淘洗干净，与茯苓一同放入锅中，加入煎好的药汁，同煮成粥。此粥可益气健脾，适用于脾虚引起的慢性肠炎患者。

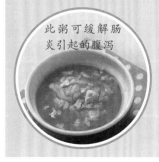
此粥可缓解肠炎引起的腹泻

按摩疗法

按摩大横穴

大横穴有除湿散结、理气健脾、通调肠胃的作用，主治肠胃疾病。用拇指按揉大横穴5分钟，以有酸痛感为宜，长期坚持，可以清除肠内垃圾，有效缓解肠炎。

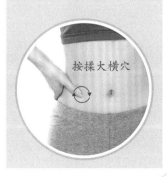
按揉大横穴

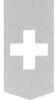

胰腺炎

胰腺炎是由于胰蛋白酶的自身消化作用而引起的一种胰腺疾病，导致胰腺出现水肿、充血，或出血、坏死，可分为急性胰腺炎和慢性胰腺炎两种。

胰腺炎的临床症状和病因

胰腺炎临床症状多表现为腹痛、腹胀、恶心、呕吐、发热等。急性胰腺炎的发病原因有胆道系统疾病、酗酒、暴饮暴食、手术与损伤、感染、高脂血症等。而慢性胰腺炎是由于急性胰腺炎反复发作造成的。

得了胰腺炎怎么办

急性胰腺炎患者在进入康复期后，平时注意不要酗酒，不要暴饮暴食，少吃高脂肪食物，饮食清淡一些，每顿不要吃太饱。

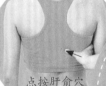

点按肝俞穴

按摩缓解胰腺炎

用拇指点按肝俞穴、胆俞穴、膈俞穴，每穴点按1~3分钟，以有酸胀感为宜。经常按摩这几个穴位能疏肝利胆，泄热理气，适用于肝胆湿热症，可以缓解胰腺炎。

胰腺炎的面部、手部、舌象表现

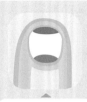

拇指指甲呈白色

胰腺炎

拇指指甲呈白色，半月痕呈红色，指甲的最前端出现红色片状，警惕胰腺炎。

胰腺炎或肾脏疾病

如果鼻子上出现肿块，应警惕胰腺炎或肾脏疾病。

鼻子上出现肿块

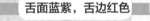

舌面蓝紫，舌边红色

急性胰腺炎

舌面蓝紫，舌边红色并伴有瘀斑瘀点，这是由胆结石引起的急性胰腺炎信号。

胰腺出血、坏死

舌苔黄紫色，腻苔，舌面有瘀斑瘀点，提示胰腺出血、坏死。

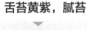

舌苔黄紫，腻苔

脂肪肝

脂肪肝是一种肝细胞内脂肪积蓄过多所致的肝脏疾病。正常肝脏中脂肪含量占肝重的 3%~5%，当肝内脂肪占肝重大于 5% 时，则为脂肪肝。

脂肪肝的临床症状和病因

脂肪肝以轻、中度肝功能异常伴高脂血症为特点，病情轻者，几乎没有症状，或只是肝区有闷胀感；病情重者会伴随出现疼痛、疲乏无力、消化不良、肝脏肿大等症状。肥胖、糖尿病、药物中毒、酒精中毒、病毒性肝炎、营养不良等均可诱发脂肪肝。

得了脂肪肝怎么办

饮食应定时定量，晚餐不宜过饱，控制热量摄入；多食粗粮、蔬菜、水果、豆制品等；控制饮酒，因为酗酒会严重损害肝脏，降低肝脏本身的代谢能力。

按揉阳陵泉穴

按摩缓解脂肪肝

阳陵泉穴为治疗脂肪肝的要穴，用拇指按揉阳陵泉穴，按揉 30~50 次，以有酸胀感为度，长期坚持，对于缓解脂肪肝有极大益处。

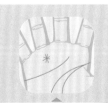

脂肪肝面部、手部表现

鼻梁有黄色斑块

提示脂肪肝
鼻梁中段为肝区，若有分散的黄色斑，提示可能患脂肪肝。

注意脂肪肝
鼻梁中段，也就是肝区，如果色泽青暗，应警惕脂肪肝。

鼻梁青暗

无名指下有"米"字纹

脂肪肝
无名指下有"米"字纹，提示可能患有脂肪肝。

营养过剩
手掌如果出现放纵线，是营养过剩的信号，应警惕脂肪肝。

出现放纵线

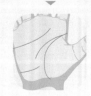

慢性肝炎

慢性肝炎是由多种原因引起的肝脏慢性炎症疾病，病程一般在半年以上。生活中所说的肝炎，多数指的是由甲型、乙型两种类型的肝炎病毒引起的病毒性肝炎。

慢性肝炎的临床症状和病因

常见症状是疲劳和胃部不适，容易被忽略。多表现为高度乏力、恶心、呕吐、腹胀、黄疸以及食欲不振等，部分患者有巩膜感染或皮肤感染。病因与病毒感染、自身免疫能力下降、药物和酒精影响，以及代谢异常等因素有关。

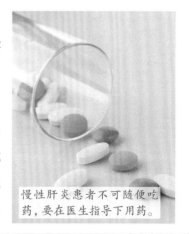

慢性肝炎患者不可随便吃药，要在医生指导下用药。

慢性肝炎的中医诊断方法

慢性肝炎患者的早期症状不易被发现，如果在平时注意面部、手部的一些异常变化，如手上出现了肝分线等，要及时去医院检查诊治。

面诊法

慢性肝炎的面部表现
双目白睛发黄，为黄疸性肝炎；虹膜变形，呈深褐色，提示慢性肝炎。

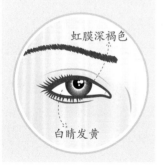

虹膜深褐色

白睛发黄

手诊法

慢性肝炎的手部表现
手掌上有浅浅的肝分线或肝分线上有小竖干扰线，提示慢性肝炎；感情线起端有大分叉，提示幼年可能患肝炎。

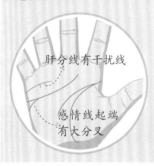

肝分线有干扰线

感情线起端有大分叉

脉诊法

慢性肝炎的脉象表现
脉滑数，为湿邪困脾所致；脉濡数，为湿热熏蒸所致；脉弦，为肝气郁结所致；脉弦细数，为肝阴亏损所致。

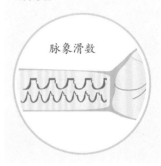

脉象滑数

指甲甲床上有红云，
提示乙肝。

指甲甲床
有红云

指甲甲床
有红云

药膳疗法

枸杞子猪肝汤

猪肝200克，枸杞子10克，姜丝、盐各适量。猪肝洗净，切片，枸杞子洗净。将猪肝、枸杞子和姜丝都放入锅中，加适量水，煮至猪肝熟透，加盐即可。适用于肝血不足导致的头晕、视力欠佳等症。

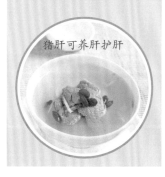

猪肝可养肝护肝

按摩疗法

按摩手部肝反射区

对手上的肝反射区进行刺激，可促进慢性肝炎的好转。肝反射区在生命线和智慧线的夹角区域，食指弯曲推按肝反射区，按摩3~5分钟，每日1次。

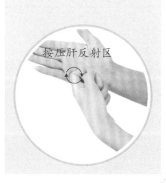

按压肝反射区

慢性肝炎这样调

慢性肝炎患者要做好隔离措施，忌酒忌烟，保护好肝脏。工作应劳逸结合，避免过度劳累。

饮食调理

宜吃高蛋白、高维生素的食物，避免摄取过多碳水化合物，防止出现脂肪肝。绝对禁酒，包括含酒精的饮料。

运动缓解

注意劳逸结合，肝功能好转后，可以适量做一些运动，如散步。适量的锻炼有利于身体的康复。

情绪调节

慢性肝炎患者如果心情郁闷，会加重病情。要保持心情舒畅，才能养肝护肝，有利于身体的康复。

胆囊炎、胆结石

　　胆囊炎是多种原因引起胆囊内产生炎症的一种疾病，有急性胆囊炎、慢性胆囊炎之分。胆结石是指胆汁的成分产生某些变化，使得胆汁中的胆固醇沉淀出来，从而形成结石。

胆囊炎、胆结石的临床症状和病因

　　急性胆囊炎的症状表现为突然右上腹疼痛、发热、恶寒、恶心、呕吐；胆结石的症状表现为发作性腹痛、急性炎症。胆囊炎的发病原因是胆囊内有细菌感染或者肠道有蛔虫等，胆结石是由胆汁中的胆固醇逐渐钙化引起的。

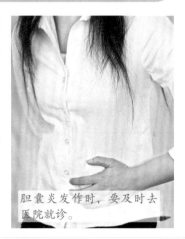

胆囊炎发作时，要及时去医院就诊。

胆囊炎、胆结石的中医诊断方法

　　中医把胆囊炎、胆结石归纳为"胁痛"的范畴，主要是由肝络失和引起，如面部或手部出现黄色斑点或结节，要警惕胆囊炎或胆结石。

面诊法	手诊法	脉诊法
胆囊炎、胆结石的面部表现	**胆囊炎、胆结石的手部表现**	**胆囊炎、胆结石的脉象表现**
鼻外形似胆囊状，鼻双侧均出现淡黄色斑点，多为胆囊疾病；耳部胰胆穴区出现粟米粒大小的结节，提示胆结石。	右手食指下掌面巽位有方形纹、"十"字纹，提示胆囊炎。	脉弦，为肝郁气滞所致；脉弦滑数，为肝胆湿热所致；脉沉涩，为瘀血阻络所致；脉细弦而数，为肝络失养所致。

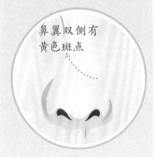

鼻翼双侧有黄色斑点

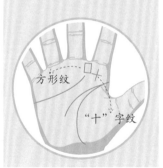

方形纹
"十"字纹

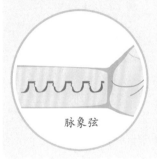

脉象弦

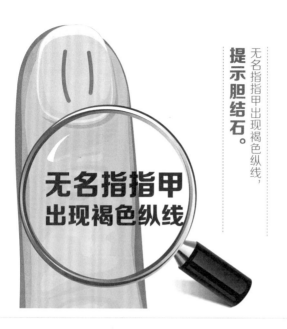

无名指指甲出现褐色纵线，

提示胆结石。

无名指指甲出现褐色纵线

药膳疗法

玉米须蚌肉汤

玉米须50克，生姜15克，蚌肉150克，盐适量。将蚌肉和生姜洗净切片，同玉米须一起放入砂锅中，加适量水，小火炖煮1小时，加盐调味即可。可清热利胆，适用于胆囊炎、胆结石。

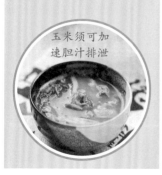

玉米须可加速胆汁排泄

按摩疗法

按摩期门穴

期门穴有疏肝、利气、化瘀通积之功效，主治胆囊炎、胸肋胀满等病。用拇指按揉期门穴，每次3~5分钟，以有酸胀感为宜。

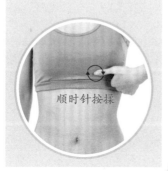

顺时针按揉

胆囊炎、胆结石这样调

胆囊炎、胆结石患者要注意日常的养护，保护好肝胆，注意饮食，调畅情志。

饮食调理

调整饮食，控制高脂肪及高胆固醇食物的摄入，如肥肉、动物内脏、蛋黄等，不可饮酒，少吃辛辣、油炸食物。

运动缓解

室内工作者及身体肥胖者应多进行户外活动，如跑步、散步、打球等。

情绪调节

情志失调容易导致神经功能紊乱及胆汁淤积，因此要保持心态乐观，心胸开阔，有利于病情的好转。

内分泌系统及循环系统疾病
甲亢

甲状腺功能亢进症，简称"甲亢"，是由多种病因引起的甲状腺激素分泌过多导致的一种内分泌病，病理上呈弥漫性，中医称之为"瘿病"。

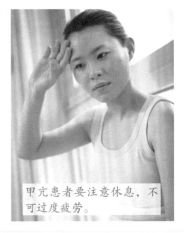

甲亢的临床症状和病因

甲亢常见症状有进食和便次增多、甲状腺肿大、心烦易怒、口苦咽干、眼睛轻度突出、眼睑呆滞、消瘦、手掌多汗等。甲亢发病往往有一定的诱因，常见的诱因有感染、肺炎、扁桃体炎、过度疲劳、怀孕、精神刺激等。

甲亢患者要注意休息，不可过度疲劳。

甲亢的中医诊断方法

观察甲亢患者的面部和手部，常常有一些明显的特征，如颈部粗大，眼睑水肿，手上有褐色斑块和凸起，然后再结合脉象和其他症状来进行判断。

面诊法

甲亢的面部表现

甲亢患者颈部粗大，并有血管杂音；多数患者还常常有眼球凸出、眼睑水肿、视力减退等症状。

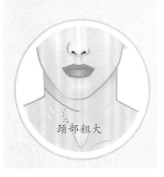

颈部粗大

手诊法

甲亢的手部表现

智慧线分支多，形成羽状纹，手部脑区有褐色斑块，眼区有青黑色凸起，提示甲亢。

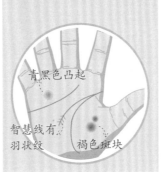

青黑色凸起

智慧线有
羽状纹　　褐色斑块

脉诊法

甲亢的脉象表现

脉弦或细，多为气滞瘀结所致；脉弦数或细数，多为阴虚火旺所致；脉虚弱而数，多为虚风内热所致。

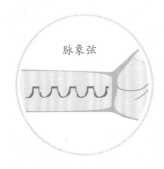

脉象弦

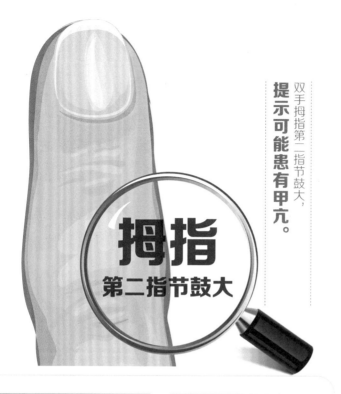

双手拇指第二指节鼓大，
提示可能患有甲亢。

拇指
第二指节鼓大

甲亢这样调

在调养甲亢过程中，饮食尤其重要，同时还要加强运动，调节情绪。

饮食调理

建议少吃辛辣刺激的食物，多吃新鲜水果蔬菜，高蛋白饮食。

运动缓解

甲亢患者不可做剧烈运动，最好的运动是瑜伽，不仅可以增强体质，还能调节情绪。

情绪调节

甲亢患者容易急躁，长期性情暴躁也会使病情加重，所以要学会调节情绪，良好的情绪和心态才能有利于身体的康复。

药膳疗法

佛手粥

佛手9克，粳米60克。将佛手用适量水煎汁去渣后，再加入粳米煮成粥即可。每日1剂，连服10~15天，能够疏肝清热，缓解精神抑郁。

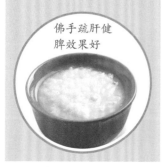

佛手疏肝健脾效果好

按摩疗法

按摩太冲穴、涌泉穴等

太冲穴可清肝火、疏肝理气，可缓解肝气郁结引起的甲亢；涌泉穴能清热开窍、滋阴降火，缓解甲亢引起的急躁、畏热、多汗等症状。以上穴位各按揉1~3分钟。

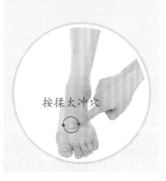

按揉太冲穴

糖尿病

糖尿病是一种胰腺功能减退，胰岛素分泌不足或者人体无法有效利用胰岛素而引发的糖、蛋白质、脂肪、水和电解质等一系列代谢紊乱综合征。

糖尿病的临床症状和病因

糖尿病典型的临床症状为"三多一少"——多饮、多食、多尿、体重减轻。常见症状还有口干口苦，口中有异味等。糖尿病可能与先天遗传、生活方式紊乱、微生物感染、病毒、心情不畅、肥胖、年龄等因素有关。

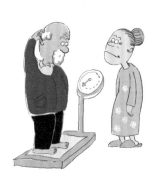

糖尿病患者要随时关注体重的变化，控制好体重。

糖尿病的中医诊断方法

糖尿病患者除了常见症状外，还能在面部和手部发现一些提示糖尿病的信号，如面容消瘦，手上出现放纵线等，要综合这些症状来进行判断。

面诊法

糖尿病的面部表现
糖尿病患者双眼白睛常常有小红点出现；面容消瘦，牙齿松动，经常发炎，手足麻木，嗜睡；视力突然快速减退，屈光不正。

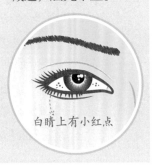

白睛上有小红点

手诊法

糖尿病的手部表现
感情线、智慧线偏直，生命线向右延伸，并出现岛形纹；手掌出现两三条放纵线；手掌肺区发红。以上为提示糖尿病的信号。

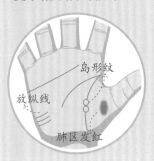

岛形纹
放纵线
肺区发红

舌诊法

糖尿病的舌象表现　中晚期患者舌硬，伸缩不灵活，舌体胖大有齿痕，舌质呈红蓝色，舌前半部兼有淡蓝色，舌尖两侧有赤色点刺，舌苔薄白，少苔。

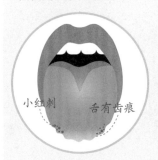

小红刺　　舌有齿痕

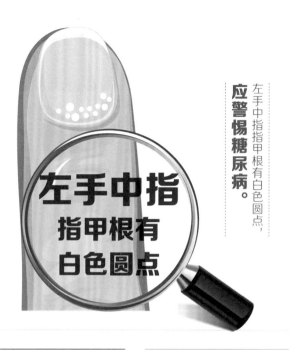

左手中指指甲根有白色圆点，应警惕糖尿病。

药膳疗法

丹参黄豆排骨汤

黄豆100克，猪排骨150克，丹参10克，大头菜、姜、盐各适量。黄豆提前浸泡，排骨洗净剁块，大头菜切丝，姜切片，所有食材一同放入砂锅中，加适量盐，煮熟即可。此汤可健脾润燥。

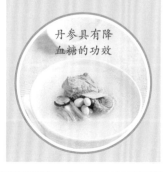

丹参具有降血糖的功效

拔罐疗法

拔罐肺俞穴、脾俞穴等

取肺俞穴调节肺气，补虚清热，针对多饮；取脾俞穴，健脾利湿、和胃降逆，针对多食；取肾俞穴，益肾纳气，针对多尿。用火罐拔以上穴位，每穴各拔5~10分钟，每天1次。

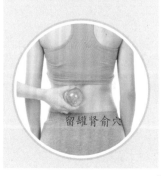

留罐肾俞穴

糖尿病这样调

糖尿病除药物治疗外，还要注意饮食，适当运动，控制体重，作息规律，注意情绪调节。

饮食调理

饮食原则应少油、少盐、少糖，定时定量进餐，限制主食、油脂的摄入，忌糖类、烟酒、浓茶、咖啡等。

运动缓解

坚持定量定时的有氧运动，控制体重，每次锻炼应在餐后1小时左右进行，饥饿时不宜运动。

情绪调节

糖尿病患者要学会自我调节情绪，避免压力过大，控制不良情绪，使心情处于平和状态。

心脏病

心脏病是心脏疾病的总称，包括风湿性心脏病、先天性心脏病、高血压心脏病、冠心病、心肌炎等各种心脏疾病。

心脏病的临床症状和病因

常见症状有心悸、呼吸困难、咳嗽、咯血、胸痛、水肿、少尿等。病因有两种，一种是先天性的，心脏在胎儿期中发育异常所致，病变可累及心脏各组织；一种是后天形成的，出生后心脏受到外界或机体内在因素作用而致病。

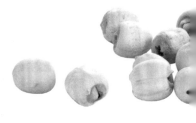

莲子中的莲心碱可对抗心律不齐，心脏病患者可常吃。

心脏病的中医诊断方法

不同类型的心脏病表现的症状也不一样，如鼻子呈紫蓝色或红肿提示先天性心脏病，手部明堂处出现三角形纹，提示患有冠心病，且正向严重方向发展。

面诊法

心脏病的面部表现
鼻尖出现紫蓝色或鼻尖突然发肿，提示先天性心脏病；眼外眦有较大血管弯曲，色深，提示心律不齐。

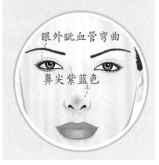

眼外眦血管弯曲

鼻尖紫蓝色

手诊法

心脏病的手部表现
手掌心脏反射区出现三角形纹，表示心脏病较严重；感情线和智慧线之间有明显的贯桥线，提示心律不齐。

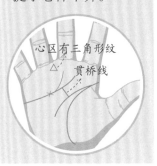

心区有三角形纹

贯桥线

脉诊法

心脏病的脉象表现
脉细弦，多为情志不遂，心气郁结而致；脉沉细迟，多为中年人，肾气渐衰，心气不足；脉弦涩，多为瘀血痹阻所致。

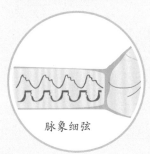

脉象细弦

双手指甲呈紫蓝色，提示血中缺氧，要警惕心脏病。

指甲
呈紫蓝色

药膳疗法

莲子百合煲瘦肉

莲子、百合各 10 克，猪瘦肉 200 克，盐适量。莲子、百合洗净，加水适量，约煮半小时，猪瘦肉洗净切块，放入锅中煲至熟烂，加盐调味即可。此汤可以强心安神，保护心脏。

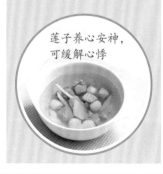

莲子养心安神，可缓解心悸

按摩疗法

按摩内关穴

按摩对心脏病患者症状的缓解与消除有一定的作用。按压内关穴对减轻胸闷、心前区不适和调整心率均有帮助，摩胸和拍心对消除胸闷、胸痛有一定的效果。

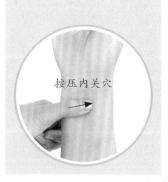

按压内关穴

心脏病这样调

心脏病患者应注重平时的保养，可以从饮食、运动、生活习惯、情绪等方面来养护心脏。

饮食调理

多吃富含膳食纤维的食物，减少胆固醇生成；多吃绿叶蔬菜，补充维生素，促进血液循环；多补充微量元素。

运动缓解

适当运动可锻炼身体，增强体质。要选择舒缓的运动，不可进行剧烈运动，以免发生危险。

情绪调节

生活要有规律，培养广泛爱好，保持充足睡眠，保持情绪稳定，切忌急躁、抑郁。

高血压

高血压是一种常见的以体循环动脉血压升高为主的综合征。一般认为，年龄在 40 岁以下的人在休息时，如血压经常超过 140/90 mmHg 则认为血压升高。

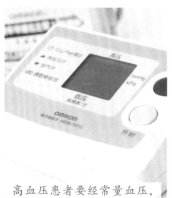

高血压的临床症状和病因

以动脉血压升高为主要临床症状，可引起血管、脑、心、肾等器官病变。主要症状为头痛、头晕、头胀、耳鸣、眼花、健忘、注意力不集中、失眠、乏力、四肢麻木、心悸等。病因可能与遗传、高盐饮食、肥胖、酗酒等有关。

高血压患者要经常量血压，随时关注血压的变化。

高血压的中医诊断方法

高血压患者可有 6 种舌象，即舌淡红、舌边尖红、绛舌、紫舌、淡舌和胖舌。同时还会出现两颧潮红、剧烈头痛、指甲及掌色发红等症状。

面诊法

高血压的面部表现
耳部心区呈圆点状白色改变，提示原发性高血压；耳垂部圆厚肥大，出现耳褶征，提示患高血压。

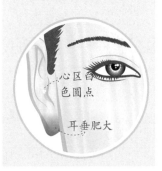

心区白色圆点
耳垂肥大

手诊法

高血压的手部表现
感情线紊乱，纹路深刻，被两条短线切过；智慧线走向平直，大鱼际部位颜色鲜红。以上表现均提示高血压。

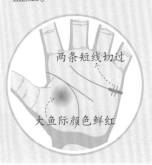

两条短线切过
大鱼际颜色鲜红

舌诊法

高血压的舌象表现
一般患者舌质红或边红赤，少数人舌质淡红，部分人舌质绛紫，舌边两侧有齿痕，舌下两边有侧条纹线，多呈枝状或囊状。

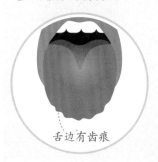

舌边有齿痕

身体肥胖者双手指甲无半月痕，指甲及掌色发红，

提示可能患高血压。

高血压这样调

改变不合理的生活方式是预防高血压的主要途径，如饮食、运动、情绪等方面。

饮食调理

饮食要低脂、少盐、低热量，少食多餐；多吃含钙、钾高而含钠低的食物，如莴笋、牛奶等。

运动缓解

适度运动，选择合适的运动方式，如打太极、瑜伽、慢跑、游泳等，不要进行剧烈运动，以免血压突然升高，发生危险。

情绪调节

保持良好心态。劳逸结合，心情舒畅，避免紧张、急躁和焦虑。

药膳疗法

芹菜红枣汤

鲜芹菜（下段茎）60克，红枣10克。芹菜洗净，切成片状，红枣洗净。所有食材放入锅内，加适量水，小火慢煮30分钟。此汤有降血压和降胆固醇的作用。

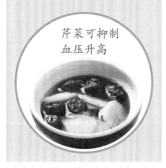

芹菜可抑制血压升高

艾灸疗法

艾灸风池穴、曲池穴等

先取风池穴、曲池穴以疏风定眩，接着取涌泉穴以平肝，再取足三里穴以健脾，促使阴阳调和。温和灸以上穴位，每穴灸15分钟左右。

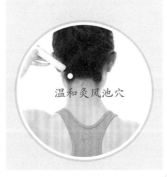

温和灸风池穴

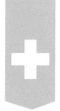

低血压

一般成年人上肢动脉血压低于 90/60 mmHg 即为低血压，大部分为慢性低血压，血压持续低于正常范围。

低血压的临床症状和病因

低血压可分为急性低血压和慢性低血压两种。急性低血压表现为头晕、眼黑、肢软、冷汗、心悸、少尿等症状，严重者表现为晕厥或休克；慢性低血压症状不明显。心脏疾病、末梢血管扩张、暂时性大失血、甲状腺功能低下等因素都可能导致低血压。

得了低血压怎么办

作息规律，保证充足的睡眠；加强营养，多吃桂圆、红枣、百合等滋补的食物；经常运动，可调节神经系统，增强心血管功能。

按揉心俞穴

按摩缓解低血压

可以通过对一些穴位的按摩来刺激血液循环，改善心脏功能，提高身体机能。分别按揉心俞穴、膻中穴、关元穴，每穴按揉1~3分钟，用力均匀且慢，可改善低血压症状。

低血压手部、面部表现

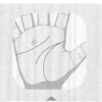

血压偏低
双手中指指甲半月痕过小或无半月痕，提示血压偏低。

提示低血压
耳垂处有小小凹状，提示有患低血压的危险。

无名指下太阳线短

指甲半月痕过小或无

白晴上有毛细血管

耳垂处有小小凹状

提示低血压
无名指下太阳线短，有障碍线穿过，形成"井"字纹，提示低血压。

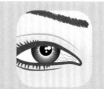

提示低血压
双目鼻梁内侧的白晴上有波浪状毛细血管伸向虹膜，提示低血压。

神经系统疾病
眩晕

眩晕是目眩和头晕的总称，眩是指眼花、视物不清、昏暗发黑；晕是指视物旋转，或仿佛天旋地转，不能站立。可分为中枢性眩晕和周围性眩晕两大类。

眩晕的临床症状和病因

眩晕表现为头晕眼花，症状轻者，闭目休息片刻即可；重者站立不稳，甚至昏倒，有的还伴有恶心、呕吐的现象。中医认为眩晕多因虚证引起。阴虚、血少、精损，都易引发各种不适，导致眩晕；脾胃虚弱、痰湿中阻、体内阴阳不调，也会引发眩晕。

得了眩晕怎么办

经常活动颈部，防止颈性眩晕。若头晕初起，症状轻者，可用清凉油涂抹太阳穴缓解症状。保持充足的睡眠，避免精神紧张。

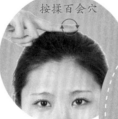

按揉百会穴

按摩缓解眩晕

百会穴与大脑联系密切，是调节大脑功能的要穴。经常按摩百会穴可辅助治疗眩晕。睡前端坐，用手掌和手指按摩百会穴，每次100下，按摩到发热为好。

眩晕面部、手部表现

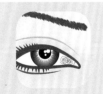

眼角有大面积充血

提示眩晕
智慧线中央有不规则的大岛形纹，提示眩晕。

智慧线中央有大岛形纹

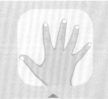

指甲甲色苍白

提示头晕
中指根部有青筋，第二指节颜色发暗，或有黄褐色老茧，提示头晕。

中指根部有青筋

提示眩晕
内眦上方有螺旋样血管，眼角有大面积充血，提示眩晕。

气血不足
手掌及指甲色苍白或下眼睑膜苍白，提示眩晕与气血不足、贫血有关。

失眠

失眠又称不寐，是经常不能正常睡眠的一种病症，常伴有白天精神状况不佳、反应迟钝、疲倦乏力，严重影响日常生活和工作学习。

失眠的临床症状和病因

失眠表现为难以入睡、睡后易醒、睡眠不实，并伴有疲劳、记忆力下降、反应迟缓、注意力不集中、头痛等症状。中医认为心主神志。睡眠的问题主要归心管，气血不足，心失所养，或者情绪低落，肝郁气滞，以及肠胃失调时都会使气机失畅，内扰心神，导致失眠。

得了失眠怎么办

养成良好的生活习惯，定时休息，睡前不饮浓茶、咖啡等刺激性饮料。饮食上以清淡而富含蛋白质、维生素的食物为宜。

按压内关穴

按摩缓解失眠

先用拇指顺时针和逆时针各按摩百会穴 50 次，再用拇指指端按压内关穴 3 分钟，最后用拇指指尖掐按少冲穴 1 分钟，可以保养心脏、宁心安神，有效缓解失眠。

失眠的面部、手部、脉象表现

提示失眠、多梦
青年人双眼下睑皮肤呈青黑色，为提示失眠、多梦的信号。

急躁、失眠
脉象弦数，舌质红，舌苔黄，症见急躁易怒、失眠多梦，多为肝郁化火所致。

目外眦血管弯曲　　**下眼睑青黑**　　**智慧线断续不齐**　　**脉象弦数**

提示失眠、多梦
眼部外眦血管弯曲，色深，为提示失眠、多梦的信号。

入睡易醒
智慧线断续不齐，提示心理状态不稳定，易受外界刺激、干扰，入睡易醒。

耳鸣

耳鸣是指人们在没有任何外界刺激条件下所产生的异常声音感觉，常常是耳聋的先兆，因听觉功能紊乱而引起。

耳鸣的临床症状和病因

耳鸣的临床表现呈多样性，可单侧或双侧，也可为头鸣，可持续性存在，也可间歇性存在，声音为各种各样，音调高低不等。耳鸣可由听觉系统疾病，如中耳炎、耳硬化症等引起，也可由全身性疾病，如高血压、动脉硬化等引起。

得了耳鸣怎么办

经常出现耳鸣现象的人要注意日常护理，避免接触强烈的噪声，保持安静的生活环境，不要长时间、大音量使用耳机听音乐或看视频。

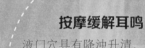

按揉液门穴

按摩缓解耳鸣

液门穴具有降浊升清、疏风散邪、清热消肿的功效。经常按摩液门穴，可缓解头痛、目赤、耳痛、耳聋、耳鸣、咽喉肿痛、发热等症。

耳鸣面部、手部表现

注意耳鸣
在小指下方的感情线上出现岛形纹，应注意耳鸣。

耳垂部有皱纹沟

小指下方的感情线上有岛形纹

智慧线上方出现平行线

提示耳鸣
耳垂部有一条皱纹沟向斜上方走行，或皱纹沟在耳垂上方，提示为耳鸣。

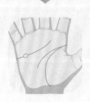

听力欠佳
有一条平行短线出现在智慧线末端的上方，提示听力欠佳，可能发生耳鸣。

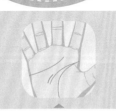

头痛

头痛指由于外感与内伤，致使脉络绌急或失养，清窍不利所引起的。国际头痛协会将头痛分为原发性头痛、继发性头痛和其他类型头痛。

头痛的临床症状和病因

头痛呈发作性，多偏于一侧，每日至数周发作1次，每次持续数小时至数日，头痛剧烈，同时伴有眼胀、出汗等症状。该病可见于任何年龄，女性多见。起病突然，反复发作，可在疲劳、失眠、情绪激动等情况下诱发。

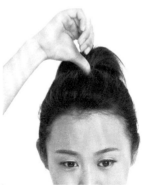

头痛时按摩百会穴可有效缓解症状。

头痛的中医诊断方法

头痛还可以通过中医望诊和脉诊的方法来诊断，若患者面色比较苍白，食指甲面边缘有红斑，脉象浮紧或濡滑，都提示可能患有头痛。

面诊法

头痛的面部表现
出现一侧眉毛脱落，多为三叉神经痛引起；鼻子向一侧歪斜，提示常头痛；白睛内有火柴头状的毛细血管，是受伤性头痛。

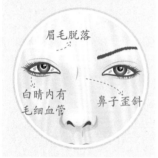

眉毛脱落
白睛内有毛细血管
鼻子歪斜

手诊法

头痛的手部表现
当手掌出现通贯掌或通贯掌呈链状，均提示有顽固性头痛；智慧线上有"十"字纹或"米"字纹，均提示头痛。

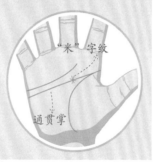

"米"字纹
通贯掌

脉诊法

头痛的脉象表现
脉浮紧，多为风寒犯头所致；脉浮数，多为风热犯头所致；脉濡滑，多为风湿犯头所致；脉沉弦有力，多为肝阳上亢所致。

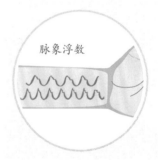

脉象浮数

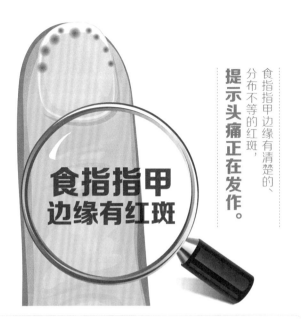

食指指甲边缘有清楚的、分布不等的红斑，**提示头痛正在发作。**

头痛这样调

头痛时可通过饮食、运动和情绪这三方面进行调节和缓解。

饮食调理
多食富含镁元素的食物,如腰果、杏仁、香蕉等,可缓解头痛。避免饮酒以及过量食用高脂肪食物。

运动缓解
运动是预防头痛的有效方法之一,因为运动可帮助缓解紧张与压力,放松心情。

情绪调节
保持情绪的平和。听一些舒缓安静的音乐可调节情绪,在头痛发作时随着音乐闭目冥想,转移注意力,可暂时缓解头痛。

艾灸疗法

艾灸率谷穴
率谷穴在耳孔直上入发际 2 横指处。点燃艾条, 距离率谷穴 3~5 厘米, 温和灸 10 分钟左右, 以穴位皮肤感到温热、舒适为宜。头痛时艾灸率谷穴可清热散风, 缓解头痛。

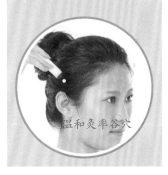

温和灸率谷穴

按摩疗法

按摩风池穴
风池穴在头额后面大筋的两旁与耳垂平行处。用两手拇指指腹按揉风池穴 200 次, 力度由轻渐重, 以有酸胀感为宜, 每天 1 次, 头痛较重者每天 2 次, 可祛风解表, 缓解头痛。

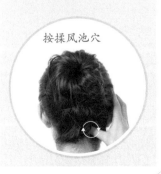

按揉风池穴

神经衰弱

神经衰弱是由于精神长期处于过度紧张状态，精神负担过重或受到创伤，致使大脑功能失调而产生各种临床症状的一种神经功能性疾病。

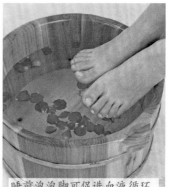

神经衰弱的临床症状和病因

常见临床症状有情绪不稳定、紧张性疼痛、精神易亢奋、疲劳、睡眠障碍、自主神经功能紊乱等。神经衰弱是一种心理疾病，与长期精神抑郁、思虑过度、精神紧张关系密切。

睡前泡泡脚可促进血液循环，有助于睡眠。

神经衰弱的中医诊断方法

神经衰弱除精神上的症状外，在面部、手部也会有一些特征，如耳部会出现圆点，舌苔淡白，舌尖周围呈锯齿状，生命线上有很多障碍线穿过等。

面诊法	手诊法	脉诊法
神经衰弱的面部表现 耳部心区可见圆形皱褶，提示神经衰弱；耳部垂前区可见片状白色改变，提示神经衰弱。	**神经衰弱的手部表现** 智慧线下垂到乾宫，尾端有分支或有大岛形纹，提示用脑过度；生命线上有很多障碍线切过；事业线弯曲、断续，有横线切过。	**神经衰弱的脉象表现** 脉弦，多为肝气郁结所致；脉弦数，多为气郁化火所致；脉弦或涩，多为血行淤滞所致；脉弦滑，多为痰气郁结所致。

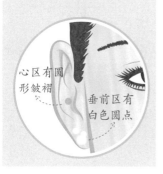

心区有圆形皱褶
垂前区有白色圆点

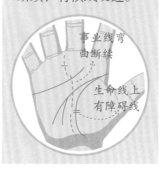

事业线弯曲断续
生命线上有障碍线

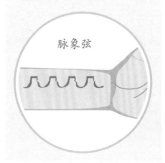

脉象弦

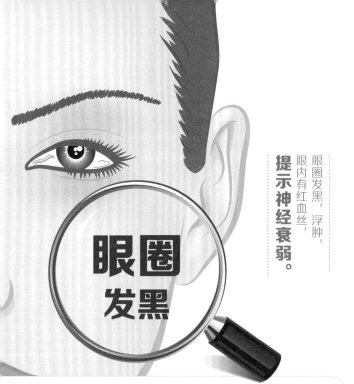

眼圈发黑，浮肿，眼内有红血丝，

提示神经衰弱。

神经衰弱这样调

神经衰弱患者主要由心病引起，要学会自我调节，避免精神紧张，注意休息。

饮食调理

饮食上多食用补脑、清心的食物，如鲫鱼、莲子、桂圆等，晚上不宜喝浓茶和含咖啡因的饮料。

运动缓解

多进行体育锻炼，以增强体质，如跑步、跳健身操、游泳、打羽毛球等。

情绪调节

学会自我调节，正确面对生活中的不如意和压力，培养乐观豁达的态度，日常生活松弛有度，劳逸结合，切勿操劳过度。

药膳调理

天麻母鸡汤

母鸡1只，天麻15克，水发冬菇50克，鸡汤500毫升，葱、姜各适量。天麻洗净切片，蒸10分钟取出；母鸡切块，放葱、姜煸炒，加鸡汤，烧开后用小火炖40分钟，再加天麻片焖5分钟即可。

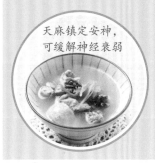

天麻镇定安神，可缓解神经衰弱

按摩疗法

按摩百会穴

百会穴具有开窍醒脑、平肝息风的功效，主治神经衰弱，每天按摩百会穴3~5分钟，可缓解神经衰弱导致的失眠、头晕、头痛等症状。

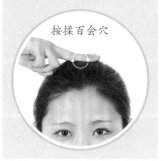

按揉百会穴

脑动脉硬化

脑动脉硬化是在全身动脉硬化的基础上，使脑动脉发生弥漫性的粥样硬化，管腔狭窄，小血管闭塞，脑的供血量减少，从而引起一系列神经和精神症状。

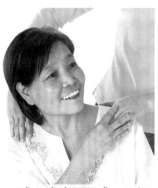

脑动脉硬化的临床症状和病因

临床表现为头晕、头痛、记忆力减退、情绪不稳、思维迟缓、睡眠障碍等症状。脑动脉硬化多发于中老年人，本病的发病机制目前仍不明确，临床中发现，高血压、高血脂、糖尿病患者并发脑动脉硬化者较多。

经常给患者做按摩，可舒筋通络，促进血液循环。

脑动脉硬化的中医诊断方法

脑动脉硬化往往可以从面部或手部表现出一些预警信号，如鼻子突然发硬、中指根部有青筋等，如果出现这些信号，要及时去医院检查诊治。

面诊法

脑动脉硬化的面部表现

面部太阳穴有青筋凸起、扭曲；耳垂处有明显折纹；双眼白睛部分经常有出血斑点。

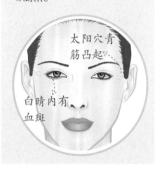

太阳穴青筋凸起

白睛内有血斑

手诊法

脑动脉硬化的手部表现

智慧线上有"米"字纹，手掌有数个大小不等的血色脂肪丘，中指根部有青筋时，要注意脑动脉硬化。

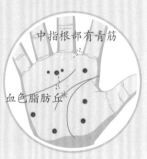

中指根部有青筋

血色脂肪丘

舌诊法

脑动脉硬化的舌象表现

血脂水平比较高，血行不畅，痰浊内阻，津液运行不畅，导致舌质红，干燥，发暗，舌苔黄厚。

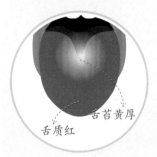

舌苔黄厚

舌质红

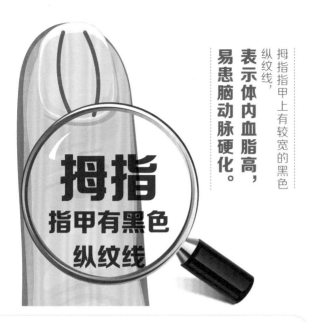

拇指指甲上有较宽的黑色纵纹线，**表示体内血脂高，易患脑动脉硬化。**

拇指
指甲有黑色纵纹线

脑动脉硬化这样调

生活要有规律，合理饮食，坚持体育锻炼，保持情绪的稳定。

饮食调理

饮食宜清淡、少盐；多补充蛋白质，避免血管硬化；减少肉类的摄入；老年人应忌烈酒。

运动缓解

做一些力所能及的运动，如散步、体操、太极拳、旅游等，这些运动可以畅通气血，增强体质。

情绪调节

避免精神紧张和情绪波动，减少脑血管痉挛的发生；注意劳逸结合，生活要有规律，保持情绪的稳定。

药膳调理

枸杞子·鸡蛋羹

鸡蛋2个，枸杞子6克，盐适量。将鸡蛋打入碗中，加入枸杞子，再加适量清水和盐打散，入锅蒸熟即可。枸杞子有抗衰老、抗动脉硬化和降血脂的作用。

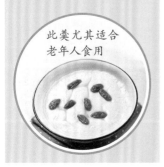

此羹尤其适合老年人食用

按摩疗法

按摩内关穴、神门穴等

用拇指指端点按内关穴1~3分钟，可益气行血、化瘀通络，防治动脉硬化；用拇指指腹按揉神门穴1~2分钟，可镇静安神，改善脑动脉硬化引起的失眠、头痛等。

点按内关穴

脑出血

脑出血也叫脑溢血，是脑实质性内出血，血管破裂而血液溢出，是一种危及生命的突发性疾病。多见于有"三高"和动脉硬化等病史的中老年人。

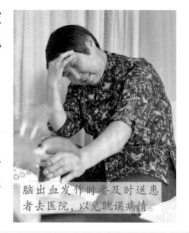

脑出血发作时要及时送患者去医院，以免耽误病情。

脑出血的临床症状和病因

高血压性脑出血的典型症状为：①说话和理解困难；②面部和四肢麻木；③有视力障碍；④行动困难。有的患者会出现剧烈头痛，出血后血压明显升高的症状。病因主要与高血脂、糖尿病、高血压、血管老化等密切相关。

脑出血的中医诊断方法

脑出血是一种比较危险的突发性疾病，如果早期能够发现一些预警信号，可以起到未病先防的目的。

面诊法	手诊法	脉诊法
脑出血的面部表现 双眼虹膜有较大的紫色斑块出现，色斑在左眼，反映原出血点在脑左侧，色斑在右眼，原出血点在右侧。	**脑出血的手部表现** 生命线短，末端分叉，表示有家族脑出血病史；智慧线平直，在中间断裂；感情线处青筋浮露，这些都提示有脑出血的风险。	**脑出血的脉象表现** 脉弦滑，为风痰瘀血、痹阻脉络所致；脉弦数有力，为肝阳暴亢、风火上扰所致；脉弦滑，为痰热腑实、风痰上扰所致。

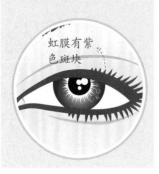

虹膜有紫色斑块

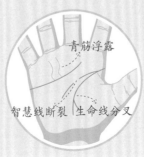

青筋浮露

智慧线断裂　生命线分叉

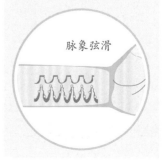

脉象弦滑

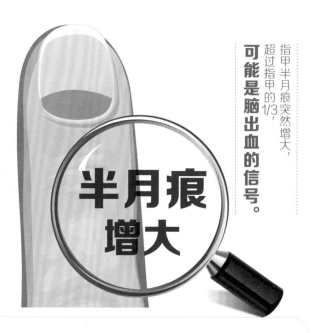

指甲半月痕突然增大，超过指甲的1/3，**可能是脑出血的信号。**

药膳调理

黄芪香菇鸡肉汤

黄芪20克，香菇30克，枸杞子15克，鸡胸肉100克，姜片、盐各适量。鸡胸肉切块，加适量水，放入黄芪、香菇、枸杞子、姜片和盐煮沸，再小火炖至鸡肉熟烂即可。适用于肾虚型脑出血患者。

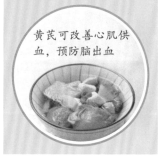

黄芪可改善心肌供血，预防脑出血

按摩疗法

按摩廉泉穴、神门穴等

脑出血容易导致运动和语言出现障碍，按摩廉泉穴、神门穴、太溪穴可缓解脑出血导致的语言障碍；按摩足三里穴、阳陵泉穴、承山穴、委中穴、涌泉穴可促进腿部运动。

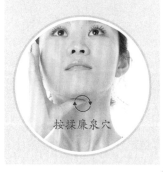

按揉廉泉穴

脑出血这样调

脑出血要做好预防保健，特别是"三高"患者，尤其要做好预防。

饮食调理

饮食要低脂、少盐、低糖，少食多餐，食用易消化食物，多吃富含叶酸的食物，如菠菜、芦笋、豆类等，可降低冠心病和脑卒中的发病率。

运动缓解

老年人要格外留神，避免摔倒，不要做剧烈运动，可以做一些舒缓的运动，如散步、打太极等。

情绪调节

劳逸结合，避免劳累，保持平和的心态，注意情绪不要过于激动，控制好血压。

骨关节疾病
颈椎病

颈椎病是指颈椎间盘发生退变，影响脊柱的稳定性，久而久之产生骨质增生，使脊髓、神经根、椎动脉、交感神经等受到刺激或压迫，引起颈椎病。

颈椎病的临床症状和病因

颈椎病的常见症状有颈背疼痛、上肢无力、手指发麻、下肢乏力、行走困难、头晕、恶心、呕吐等。颈椎病的发病原因有颈部劳损、颈椎增生、姿势不正确、周围组织感染、颈部外伤等。

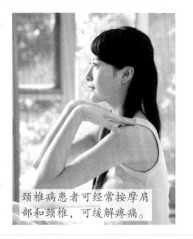

颈椎病患者可经常按摩肩部和颈椎，可缓解疼痛。

颈椎病的中医诊断方法

颈椎病属于中医学的"痹症"范畴，颈椎病患者在面部、手部、脉象上有一定的表现，可通过面诊法、手诊法、脉诊法等进行判断预防。

面诊法

颈椎病的面部表现
耳部颈椎区出现隆起结节，提示颈椎病；眼球上部有深色弯曲的血管，提示颈项痛。

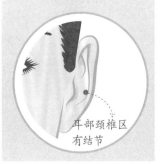

耳部颈椎区有结节

手诊法

颈椎病的手部表现
事业线上有菱形纹；拇指根部有"十"字纹、"米"字纹。以上均提示颈椎病。

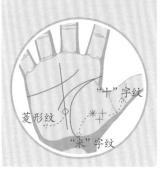

"十"字纹
菱形纹
"米"十
"米"字纹

脉诊法

颈椎病的脉象表现
脉细弦，为寒湿阻络所致；脉弦或细涩，多为血瘀阻滞所致；脉沉细无力，多为肝肾不足所致；脉弦滑，多为痰湿阻窍所致。

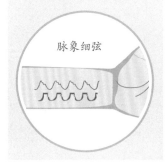

脉象细弦

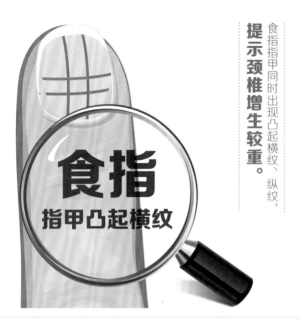

食指
指甲凸起横纹

提示颈椎增生较重。

食指指甲同时出现凸起横纹、纵纹，

颈椎病这样调

不良生活习惯是引发颈椎病的重要原因之一。

饮食调理

颈椎病可由椎体增生、骨质退化疏松引起，饮食上多食富含钙、蛋白质、维生素的食物。

运动缓解

适当参加体育锻炼，改正不良的坐姿，多做抬头运动，多进行肩关节的功能锻炼。

生活习惯

枕头高度要适中，睡眠姿势要正确；纠正与改变工作中的不良体位，定期活动颈部，忌久坐不动。

艾灸疗法

艾灸风池穴、大椎穴等

颈椎病可通过艾灸的方法来缓解，分别艾灸风池穴、大椎穴、颈夹脊穴、肩井穴，可疏通经络，祛寒湿，畅通气血。每次艾灸15分钟左右。

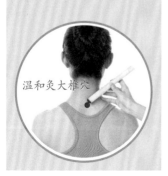

温和灸大椎穴

按摩疗法

按摩百劳穴

经常按摩百劳穴可缓解颈椎疲劳。也可将两手手指互相交叉，放在颈部后方，来回摩擦颈部，力度轻柔，连续摩擦50次至颈部发热为宜，可放松颈椎肌肉。

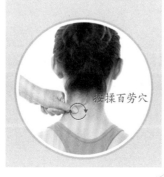

按揉百劳穴

风湿性关节炎

风湿性关节炎是一种常见的急性或慢性结缔组织炎症。此病是发病率较高的一种疾病，尤其是中老年人，而且女性患此病者居多。

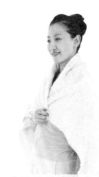

风湿性关节炎的临床症状和病因

风湿性关节炎的常见症状以关节和肌肉呈对称性、游走性疼痛，并伴有红、肿、热的炎症表现。本病与溶血性链球菌感染、潮湿、寒冷、疲劳过度、身体虚弱、气血运行不畅、机体防御功能低下及损伤、营养不良等因素有关。

风湿性关节炎患者要注意保暖，洗过澡之后要及时擦干。

风湿性关节炎的中医诊断方法

风湿性关节炎属于中医学的"痹症"范畴，主要表现为肢体关节变形，同时在面部和手部也会表现一些症状，如耳部有结节，手纹出现异常等。

面诊法	手诊法	脉诊法
风湿性关节炎的面部表现 耳轮上方有一个小硬肉结，称痛风石。临床发现此类人多患骨质增生病或关节炎。	**风湿性关节炎的手部表现** 生命线末端有大的分叉纹，肝病线延至中指下与感情线相交，提示关节炎、腿痛。	**风湿性关节炎的脉象表现** 脉浮紧，多为风胜行痹所致；脉弦滑，多为湿胜着痹所致；脉沉虚而缓，多为气虚血亏所致。

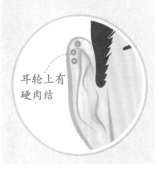

耳轮上有硬肉结

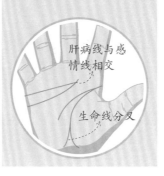

肝病线与感情线相交

生命线分叉

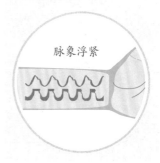

脉象浮紧

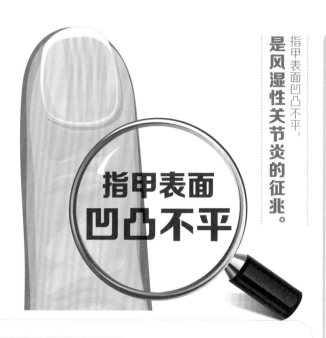

指甲表面凹凸不平

指甲表面凹凸不平，是风湿性关节炎的征兆。

风湿性关节炎这样调

如果得了风湿性关节炎应尽快治疗调理，否则会造成行动不便。

饮食调理

饮食上应多吃一些易消化、高能量的食物，以增强抵抗力；少食辛辣、冰冷及油腻的食物。

运动缓解

缓解期应适当进行关节功能的锻炼，如关节的外展、上举等。注意急性疼痛发作期应卧床休息，减少剧烈运动。

注意保暖

注意关节部位的保暖，阴雨天少出门，不可穿潮湿的衣服。

艾灸疗法

艾灸足三里穴、三阴交穴等

艾灸可以祛风散寒除湿，缓解疼痛。先取足三里穴、三阴交穴、太溪穴以滋补肝肾、补气养血；接着取阿是穴以通络止痛；再取大杼穴、阳陵泉穴以舒筋利节。

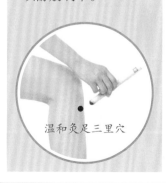

温和灸足三里穴

按摩疗法

按摩犊鼻穴、膝眼穴等

先后用手指按揉犊鼻穴、膝眼穴、曲池穴，每个穴位按揉 1~2 分钟，至皮肤有酸胀感为宜。经常按揉这几个穴位可祛风湿、散风寒、利关节、通经络、止痹痛。

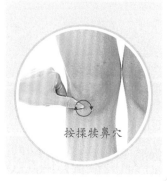

按揉犊鼻穴

腰痛

腰痛又称"腰脊痛"，是指因外感、内伤或挫闪导致腰部气血运行不畅，或失于濡养，引起腰脊或脊旁部位疼痛的一种病症。

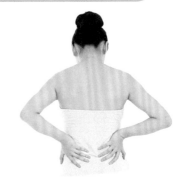

腰痛的临床症状和病因

以一侧或两侧腰痛为主要症状，或痛势绵绵，时作时止，遇劳则剧，得逸则缓；或痛如锥刺，按之痛甚。腰椎骨质增生、腰椎间盘突出、腰部骨折、肿瘤都可导致腰痛，泌尿系统或生殖系统疾病也可能会引起腰痛。

腰痛时要多注意休息，可适当按摩缓解。

腰痛的中医诊断方法

经常腰痛的人在面部或手部会有一些表现，如眉内生有黑痣，生命线末端出现大岛形纹等，这些信号都提示有可能患有腰痛，要引起注意。

面诊法

腰痛的面部表现
眉内生有黑痣者，易患腰痛；耳部腰骶椎区有隆起变形，呈结节状改变，提示腰椎退行性病变。

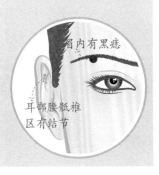

手诊法

腰痛的手部表现
生命线末端处有大岛形纹，为腰痛信号；性线稍延长弯进掌心方向，提示患有肾虚引起的腰痛。

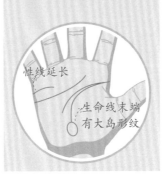

脉诊法

腰痛的脉象表现
脉细，多为肾虚腰痛所致；脉沉紧或沉迟，多为寒湿腰痛所致；脉濡数或弦数，多为湿热腰痛所致。

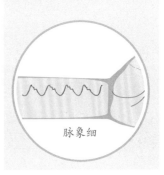

脉象细

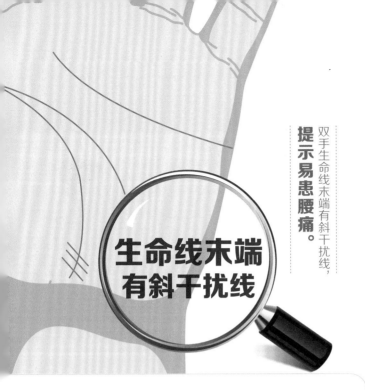

生命线末端有斜干扰线

提示易患腰痛。

双手生命线末端有斜干扰线，提示易患腰痛。

艾灸疗法

艾灸委中穴、肾俞穴等

委中穴可舒筋止痛；肾俞穴、大肠俞穴可补肾生精、强大气血；腰阳关穴可舒筋活络、缓急止痛。先后艾灸这几个穴位，每个穴位温和灸15分钟，可缓解腰痛。

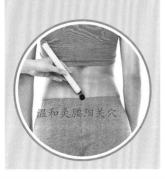

温和灸腰阳关穴

按摩疗法

按摩委中穴

委中穴属足太阳膀胱经，具有舒筋通络、散瘀活血、清热解毒之功效。用拇指指端按压委中穴，力度以稍感酸痛为宜，一压一松为1次，连做10~20次。坚持按摩，可缓解腰背疼痛。

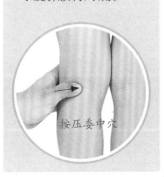

按压委中穴

腰痛这样调

日常生活中从以下几方面做好预防和保健可缓解腰痛。

饮食调理

饮食宜清淡，多吃蔬菜、水果、豆类，多吃壮腰补肾、活血通络的食物，如核桃、动物肾脏、枸杞子等。

运动缓解

不要久坐不动，时间长了要适当变换姿势；可以做一些舒缓的运动，如散步、瑜伽等。

注意保暖

避免处于潮湿的环境，注意腰部保暖，避免受寒受凉；避免腰部负重，保护腰部不受损伤。

肩关节周围炎

简称"肩周炎"，是肩关节囊和周围软组织退行性病变引起的一种炎性反应。好发年龄在 50 岁左右，女性发病率高于男性。

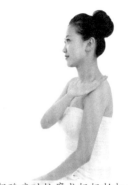

肩关节周围炎的临床症状和病因

临床症状为肩部疼痛、肩关节活动受限、怕冷、压痛、肌肉痉挛与萎缩。发病原因有肩部因素，如老年人的软组织退行性病变、姿势不良等导致肩部慢性受伤，颈椎病以及心、肺疾病也会引发肩部疼痛。

肩部酸痛时按摩或轻轻拍打肩部，可缓解疼痛。

肩关节周围炎的中医诊断方法

肩关节周围炎的耳部肩区会有点状红晕，手掌上有异常斑点，病情越严重斑点颜色越暗，如果掌握了这些诊断方法，就可以早发现，早治疗。

面诊法	手诊法	脉诊法
肩关节周围炎的面部表现 耳部肩区可见点状或片状红晕，或点状白色边缘处有红晕，或呈暗红色改变，这些提示肩关节周围炎。	**肩关节周围炎的手部表现** 智慧线中央有三条干扰线；手掌色泽青暗，有白色斑点；食指根处有青筋。以上均提示肩关节周围炎。	**肩关节周围炎的脉象表现** 脉象浮紧，多为风寒侵袭所致；脉细无力，多为气血不足，筋失所养所致；脉细涩，多为气滞血瘀所致。

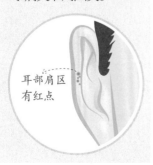

耳部肩区有红点

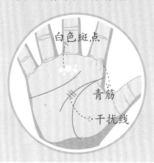

白色斑点
青筋
干扰线

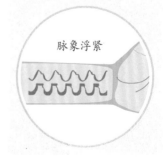

脉象浮紧

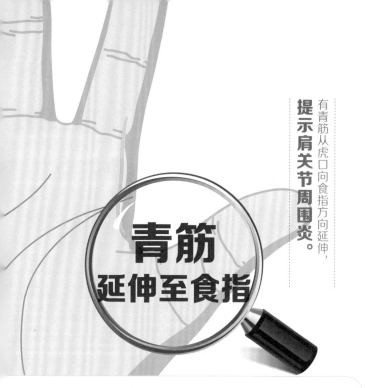

提示肩关节周围炎。

有青筋从虎口向食指方向延伸，

青筋
延伸至食指

艾灸疗法

艾灸肩贞穴、肩髎穴等
肩贞穴、肩髎穴、肩髃穴可舒筋活络、通络散结；手三里穴、臂臑穴可促进气血循环，濡养肩周。先后温和灸这几个穴位，每个穴位灸15分钟，可缓解肩部不适。

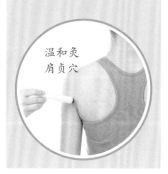

温和灸肩贞穴

按摩疗法

按摩合谷穴、后溪穴等
取合谷穴、后溪穴、神门穴、大陵穴、太渊穴、液门穴、中冲穴这几个穴位，每穴用手指按压1~3分钟，并配合肩部运动，可促进肩部血液循环，从而缓解肩部疼痛。

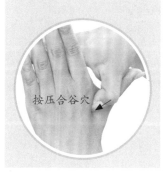

按压合谷穴

肩关节周围炎这样调

日常生活中可通过保护肩部、多运动、补充钙质来调理。

饮食调理
加强营养，中老年人尤其要注意补充钙质，如牛奶、鸡蛋、豆制品、骨头汤、木耳等食物含钙量较高。

运动缓解
可做一些肩部运动，如引体向上、拍打肩膀、耸肩运动、甩臂运动、伸拉肩部等。

注意保暖
保护肩部，避免肩部受寒、受风，避免久居潮湿的地方。站、坐姿势要正确，避免含胸驼背、长时间低头，以免增加颈肩负担。

妇科疾病
月经不调

月经不调是妇科常见病，指月经周期和经量、色、质上的病理变化，表现为月经周期或出血量的异常，可伴月经前、经期时腹痛及全身症状。

月经不调的临床症状和病因

月经不调临床表现为月经周期不规律，经血或多或少，来月经时还会腹痛、腰痛，甚至全身酸痛。感受寒凉、饮食不规律、情绪不舒畅等都会导致月经不调，肾气虚、气血瘀滞、气血两虚等也会导致月经不调。

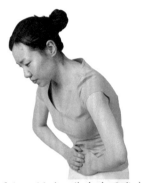

月经不调时可能会出现腹痛的症状。

月经不调的中医诊断方法

中医认为月经不调主要与精血不足、肾气亏虚有关，在面部或手部相应的反射区会有所反映，如耳部内分泌区和肾区出现红点等。

面诊法

月经不调的面部表现
女性耳部内分泌区出现点状或小片状暗红色斑点，肾区出现点状或小片状淡红色斑点。经常月经不调的女性面色暗黄。

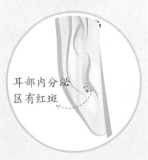

耳部内分泌区有红斑

手诊法

月经不调的手部表现
智慧线、生命线尾部散乱分叉；生命线末端有"米"字纹或"十"字纹；坎宫有暗红色斑点。以上均提示女性月经不调。

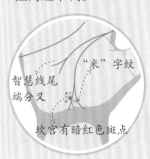

"米"字纹
智慧线尾端分叉
坎宫有暗红色斑点

脉诊法

月经不调的脉象表现
脉弦数或滑数有力，多为实热证；脉细数，多为血热伤津，阴亏血少所致；脉沉涩，多为气滞血瘀，冲任不畅所致。

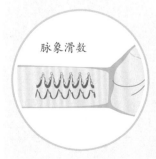

脉象滑数

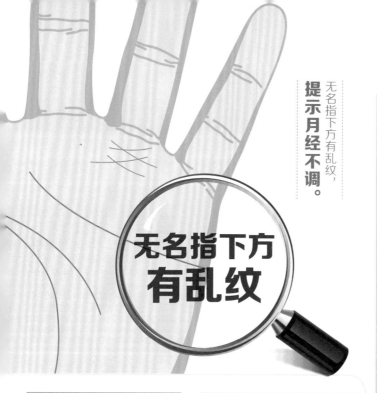

无名指下方有乱纹，提示月经不调。

提示月经不调。

无名指下方 有乱纹

药膳调理

黑豆汤

取黑豆 50 克，洗净，在锅中加入适量水，放入黑豆，大火烧沸后再小火熬 10 分钟左右，加水时不宜过多，熬出来的豆汤颜色越深越好。适用于肾虚引起的月经不调。

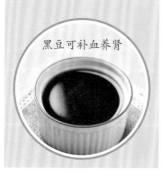

黑豆可补血养肾

艾灸疗法

艾灸中极穴、关元穴等

取中极穴，以调经止痛；取关元穴，以补肾生精；取气海穴，以升阳补气；取三阴交穴，可促进气血化生。先后温和灸这几个穴位，每个穴位 10~15 分钟，可缓解月经不调。

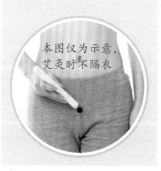

本图仅为示意，艾灸时不隔衣

月经不调这样调

月经不调如果不及时调理，容易引发其他妇科疾病，要引起重视。

饮食调理

气血不足者，可吃红枣、核桃等补血补气食物；气滞血瘀者，可吃山楂、海带等活血化瘀的食物。

运动缓解

非经期时，选择适合自己的有氧运动，如散步、慢跑等，通过运动增强体质，调节内分泌。

情绪调节

放松身心，保持精神愉快，避免精神刺激和情绪波动。保持心态平和，适当增加营养，注意局部保暖和经期卫生。

痛经

痛经可分为原发性痛经和继发性痛经。原发性痛经不是器质性疾病，是周期性月经痛；继发性痛经是盆腔器质性疾病导致的，如子宫内膜异位症等。

痛经的临床症状和病因

痛经主要表现为伴随月经周期规律性小腹痉挛痛或胀痛，有时还会出现乳房胀痛、恶心、四肢冰凉等症状。原发性痛经是由于子宫血流受阻，导致子宫缺血、缺氧引起；继发性痛经是由妇科病、肿瘤、反复人工流产等导致的。

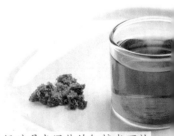

痛经时喝点温热的红糖水可祛寒，从而缓解疼痛。

痛经的中医诊断方法

中医认为，痛经主要是体内有寒有瘀或精血不足造成的，表现在舌象上多为淡白舌有齿痕或有裂纹，少苔或无苔，舌边尖有瘀点或舌下络脉瘀阻。

面诊法

痛经的面部表现

青年女性双耳三角区毛细血管扩张；耳部生殖器区出现点状或小片状红晕；耳部内分泌区亦可见小点状红晕。

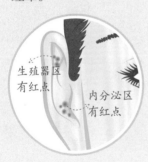

生殖器区有红点

内分泌区有红点

手诊法

痛经的手部表现

生命线尾端断断续续或生殖器区有"十"字纹；坎宫有明显的青筋显露，微有塌陷，有细乱纹出现。

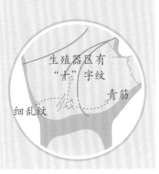

生殖器区有"十"字纹

青筋

细乱纹

脉诊法

痛经的脉象表现

脉弦紧，气滞血瘀所致；脉沉紧或细迟，寒邪凝滞所致；脉濡滑数，湿热蕴阻所致；脉濡细，气血虚寒所致。

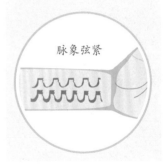

脉象弦紧

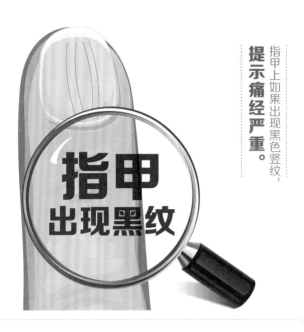

指甲上如果出现黑色竖纹，**提示痛经严重。**

 痛经这样调

痛经不仅影响日常生活，还会引发其他疾病，应做好预防和调理。

饮食调理

经期忌吃生冷寒凉、辛辣刺激性、肥甘厚腻的食物，忌饮浓茶、咖啡、烈酒等饮品。经期前一周应饮食清淡，且富有营养。

 注意保暖

经期注意保暖，可用热水袋敷小腹和腰部，以驱走寒气，缓解疼痛。

 注意休息

经期多休息，少用脑，避免强烈的精神刺激，保持情绪的平和与稳定，减少疲劳，以免耗神太过。

药膳调理

陈皮红枣茶

陈皮 5 克，红枣 2 颗。将陈皮、红枣洗净，一同放入砂锅中，加适量水，大火煮沸，再小火煮 20 分钟，温热饮用。此茶益气健脾，补气养血，适合痛经患者饮用。

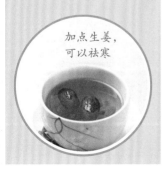

加点生姜，可以祛寒

艾灸疗法

艾灸关元穴、合谷穴等

精血不足者可取关元穴补益精血；取合谷穴、三阴交穴畅达气血、活血止痛；取十七椎穴舒筋活络、通经止痛。温和灸以上穴位，每穴灸 15 分钟左右。

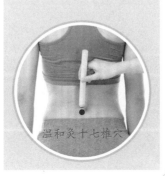

温和灸十七椎穴

乳腺增生

乳腺增生是指乳腺上皮和纤维组织增生，乳腺组织导管和乳腺小叶在结构上的退行性病变及进行性结缔组织的生长。乳腺增生是女性较常见的乳房疾病。

乳腺增生的临床症状和病因

乳腺增生表现为乳房周期性疼痛，每月月经前疼痛加剧，经期结束后疼痛缓解或消失。严重者经前经后均呈现持续性疼痛。乳腺增生是由内分泌功能紊乱引起的，情绪不好、心情烦躁等心理因素也是致病因素。

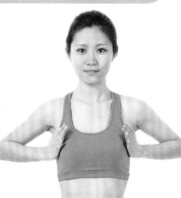

经常按揉胸部，可疏通乳腺，缓解乳房疼痛。

乳腺增生的中医诊断方法

中医认为乳腺增生主要是肝郁气滞、情志内伤造成的，舌象一般表现为舌质淡，苔白，或舌质偏红，舌苔燥等，同时面部相应反射区也会出现结节或白点。

面诊法

乳腺增生的面部表现

女性目内眦处生有凸起的肉结；女性耳部胸椎区有白点；女性讲话时头、嘴向一边歪。以上均提示乳腺增生。

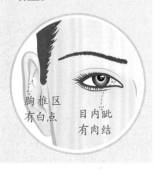

胸椎区有白点　目内眦有肉结

手诊法

乳腺增生的手部表现

无名指下感情线和智慧线之间有叶状岛形纹，有红斑或白斑；中指下方的智慧线上有"米"字纹。以上均提示乳腺增生。

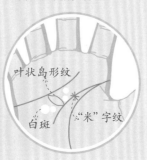

叶状岛形纹　"米"字纹　白斑

脉诊法

乳腺增生的脉象表现

脉弦细，多为肝郁气滞所致；脉细数，多为阴虚火旺所致；脉细涩，多为痰瘀凝滞所致。

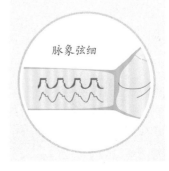

脉象弦细

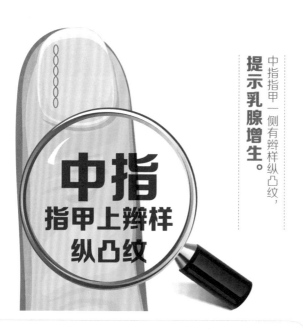

中指指甲一侧有辫样纵凸纹，**提示乳腺增生。**

中指
指甲上辫样纵凸纹

乳腺增生这样调

乳腺增生除了用药物治疗，还要从饮食、生活、运动、情绪等方面进行调理。

饮食调理

饮食总体应以低脂肪、富含维生素为主，保持营养均衡，防止肥胖。

运动调节

坚持体育锻炼，以有氧运动为主，尽量不做剧烈活动。可以多做扩胸运动，缓解疼痛。

情绪调节

学会调整心情，及时化解负面情绪，切忌生闷气、长期抑郁、忧虑悲伤，以免疼痛加剧。

药膳调理

玫瑰花海带汤

玫瑰花 15 克，海带 100 克，陈皮 5 克。海带洗净，切丝，陈皮洗净，撕条。玫瑰花、海带和陈皮放入砂锅中，煲 40 分钟即可。这道汤药适用于肝郁痰凝引起的乳腺增生。

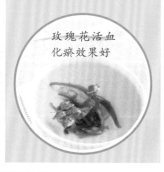

玫瑰花活血化瘀效果好

艾灸疗法

艾灸乳根穴、中府穴等

取乳根穴、中府穴、膻中穴以宽胸理气，缓解乳房疼痛；取足三里穴、丰隆穴、三阴交穴以活血止痛。温和灸以上穴位，每穴灸 15 分钟，每天 1 次。（此图仅为示意，艾灸时不隔衣）

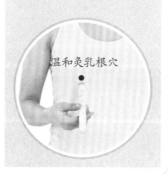

温和灸乳根穴

子宫肌瘤

子宫肌瘤是指以子宫增大、月经异常为主要症状的女性生殖器较常见的良性肿瘤，由平滑肌及结缔组织组成。多见于中年妇女。

子宫肌瘤的临床症状和病因

子宫肌瘤临床上以包块为主要症状，可出现子宫出血、腹部胀满或疼痛、白带异常、贫血、不孕及流产等。西医认为子宫肌瘤可能与体内雌激素水平长期过高有关。中医认为子宫肌瘤与寒凝胞宫、气滞血瘀、脾运不健有关。

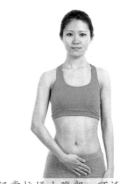

经常按揉小腹部，可活血化瘀，缓解肌瘤。

子宫肌瘤的中医诊断方法

子宫肌瘤不易察觉，除了常见的症状外，在面部、手部和脉象上也会有所反映，可以通过观察这些部位来自检。

面诊法

子宫肌瘤的面部表现
女性眼外眦三角区有色深的钩状或螺旋状血管者，易患子宫肌瘤；女性眼外眦角下方有一条或多条深红色血管，提示子宫肌瘤。

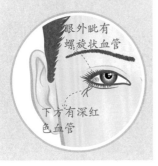

眼外眦有螺旋状血管

下方有深红色血管

手诊法

子宫肌瘤的手部表现
感情线、生命线末端有小岛形纹出现；手部耳区出现淡褐色斑点；手部子宫区有暗黑色斑点。

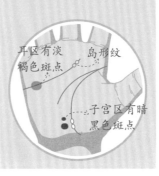

耳区有淡褐色斑点　岛形纹

子宫区有暗黑色斑点

脉诊法

子宫肌瘤的脉象表现
脉沉弦，多为气滞所致；脉沉涩，多为血瘀所致；脉弦滑数，多为湿热所致。

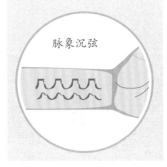

脉象沉弦

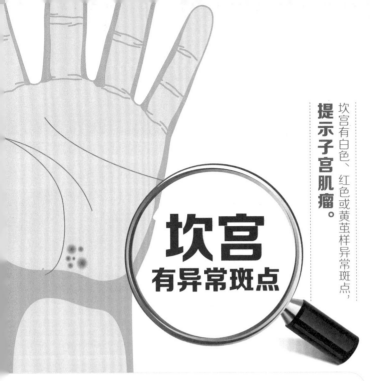

提示子宫肌瘤。

坎宫有白色、红色或黄茧样异常斑点，

坎宫
有异常斑点

子宫肌瘤这样调

子宫肌瘤因为不易察觉，所以平常更要勤于观察，发现异常及时检查，日常生活中做好预防保健。

饮食调理

饮食清淡，不宜食鸡肉、螃蟹等发物，慎吃含有雌激素的食物或保健品。

运动调节

子宫肌瘤患者要积极锻炼，增强体质，可选择跑步、游泳、瑜伽等有氧运动。

情绪调节

经期生气可导致气滞，容易形成子宫肌瘤。所以经期尽量少生气，放松心情，保持乐观情绪，以预防肌瘤的形成。

药膳调理

王不留行牡蛎汤

王不留行 20 克，夏枯草、生牡蛎各 30 克，紫苏子 25 克。将所有原料分别洗净，一同放入砂锅中煲 30 分钟。王不留行活血通经、消肿止痛，可缓解子宫肌瘤。

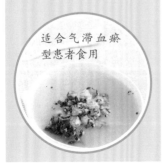

适合气滞血瘀型患者食用

艾灸疗法

艾灸曲骨穴、关元穴等

取曲骨穴、关元穴、子宫穴、三阴交穴以行气活血、化痰逐瘀。温和灸这些穴位，每次 15 分钟左右，以皮肤感到温热、舒适为宜，可活血化瘀。（此图仅为示意，艾灸时不隔衣）

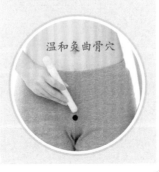

温和灸曲骨穴

卵巢囊肿

卵巢囊肿为女性常见妇科疾病，以 20~50 岁女性较为多见。

卵巢囊肿的临床症状和病因

卵巢囊肿临床表现为可动性，中等大小的腹内包块，一般无触痛，往往能自盆腔推移至腹腔。卵巢囊肿的致病因素比较复杂，为多因素致病，如遗传、环境、激素、病毒等，其中环境和内分泌是两大主要致病因素。

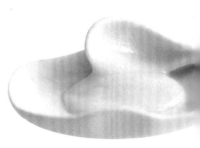

患者不宜吃蜂王浆、阿胶等含有激素成分的食物。

卵巢囊肿的中医诊断方法

卵巢囊肿的早期症状不明显，不易察觉。如果在面部或手部发现一些卵巢囊肿的信号，如女性瞳孔明显缩小、生命线末端有岛形纹等，应及时去医院检查确诊。

面诊法

卵巢囊肿的面部表现
女性瞳孔明显缩小，提示卵巢囊肿。

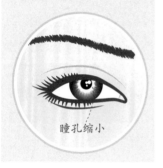

瞳孔缩小

手诊法

卵巢囊肿的手部表现
生命线末端有几个小岛形纹，手掌出现悉尼线，坎宫近拇指处有白斑，提示卵巢囊肿。

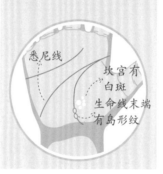

悉尼线
坎宫有白斑
生命线末端有岛形纹

脉诊法

卵巢囊肿的脉象表现
脉弦涩，气滞血瘀；
脉弦紧，寒凝血瘀；
脉沉滑，痰湿淤阻；
脉沉涩，肾虚血瘀；
脉弦细涩，湿热淤阻。

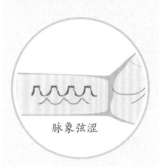

脉象弦涩

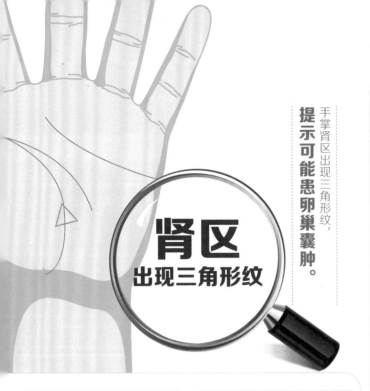

肾区
出现三角形纹

手掌肾区出现三角形纹，提示可能患卵巢囊肿。

药膳调理

山楂木耳红糖汤
山楂50克，木耳30克，红糖适量。将山楂水煎约500毫升，去渣，加入泡发的木耳，小火煨烂，加入红糖拌匀即可。此汤可以活血化瘀，适用于卵巢囊肿引起的月经不调。

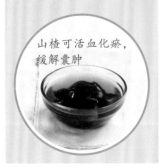
山楂可活血化瘀，缓解囊肿

艾灸疗法

艾灸曲骨穴、中极穴等
曲骨穴可调经止痛；中极穴可补中益气；关元穴可调经通下焦；归来穴可温经散寒、活血化瘀。艾灸这些穴位可有效缓解卵巢囊肿。（此图仅为示意，艾灸时不隔衣）

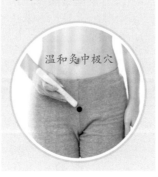
温和灸中极穴

卵巢囊肿这样调

卵巢囊肿初期以良性居多，如果不及时治疗，任其发展，可能发生恶化，平时就应注意预防和保健。

饮食调理
饮食清淡，不吃辛辣刺激性或含有雌激素的食物或保健品，多补充维生素和钙。

运动缓解
注意锻炼身体，增强体质，调节内分泌平衡，保持自身激素的正常分泌，从而预防卵巢囊肿。

情绪调节
放松情绪，少生气，通常直径小于5厘米的囊肿会逐渐缩小，甚至消退，不用过于紧张。

不孕症

生育期妇女婚后夫妇同居，性生活正常，配偶生殖功能正常，未避孕而未孕1年者，或曾孕育过，未避孕又1年以上未再受孕者，称为不孕症。

不孕症的临床症状和病因

不孕症临床表现为久不怀孕，可伴有月经不调、下腹部疼痛、腰骶部疼痛、白带异常等症状。现代医学把不孕症原因分为五大类：排卵功能障碍、输卵管阻塞、子宫发育不良、慢性宫颈炎或盆腔炎、先天发育畸形影响性生活。

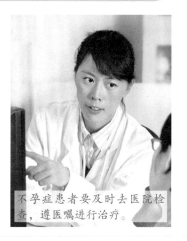

不孕症患者要及时去医院检查，遵医嘱进行治疗。

不孕症的中医诊断方法

不孕症患者往往在面部或手部都会表现出一些特征，如人中较浅，手部性线较浅，可以通过中医面诊、手诊和脉诊的方法来进行自我判断。

面诊法

不孕症的面部表现
女性人中平浅或几乎看不到人中，提示不孕症；女性人中上下宽窄几乎一样，两侧棱边明显肥厚，属先天性不孕症。

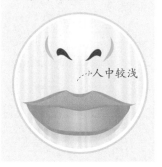

人中较浅

手诊法

不孕症的手部表现
生命线末端被干扰线切过，或有不规则小分支；性线浅淡、紊乱、分叉，或无性线，或性线只有1条。以上均提示不孕症。

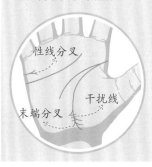

性线分叉
干扰线
末端分叉

脉诊法

不孕症的脉象表现
脉沉细或沉迟，肾阳虚所致；脉沉细或细数，肾阴虚所致；脉弦，肝郁所致；脉滑，痰湿所致；脉细弦，血瘀所致。

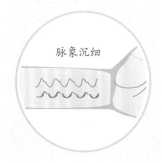

脉象沉细

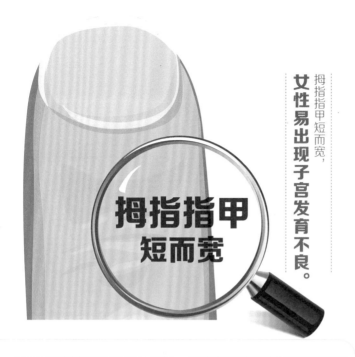

拇指指甲短而宽，**女性易出现子宫发育不良。**

拇指指甲
短而宽

药膳调理

苁蓉羊肉粥

苁蓉 20 克，羊肉 200 克，粳米 100 克，盐适量。苁蓉洗净后切薄片，羊肉洗净后剁成肉末，粳米淘洗干净，将三种食材放入锅中，加适量盐，煮成粥即可。此粥可补肾壮阳，健脾养胃。

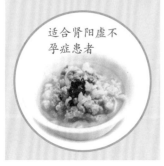

适合肾阳虚不孕症患者

艾灸疗法

艾灸肾俞穴、中极穴等

肾俞穴可补肾气，配伍腰阳关穴、中极穴可缓解气血虚亏；太冲穴可化痰祛瘀，配伍三阴交穴可健脾、疏肝、补肾。艾灸这几个穴位可强大肝、脾、肾，增强受孕力。

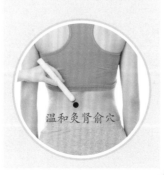

温和灸肾俞穴

不孕症这样调

不孕症是由内因加外因引起的，所以不孕症患者需要内调加外养才能改善。

饮食调理

注意营养的均衡，保证摄入必需的蛋白质、维生素和微量元素，提供给卵子充足的营养。

运动缓解

多做一些舒缓的运动，如瑜伽、散步等，不仅可以锻炼身体，提高免疫力，还能放松心情。

情绪调节

调整心情，保持心态平和，很多时候，盼子心切反而会干扰内分泌功能，难以受孕。

男科疾病
慢性前列腺炎

慢性前列腺炎指各种病因引起的前列腺组织慢性炎症，是泌尿外科较常见的疾病，包括慢性细菌性前列腺炎和非细菌性前列腺炎两种。

慢性前列腺炎的临床症状和病因

慢性前列腺炎的临床症状有前列腺疼痛、尿频、尿急、尿痛、尿道灼热、尿液浑浊，并伴有头晕耳鸣、失眠多梦、焦虑抑郁，甚至出现阳痿、早泄等。发病原因有前列腺充血、尿液刺激、病原微生物感染、焦虑及抑郁等。

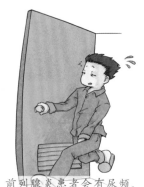

前列腺炎患者会有尿频、尿急、尿痛的症状。

慢性前列腺炎的中医诊断方法

中医认为慢性前列腺炎是因中气不足、肾阴亏虚、肾阳损耗等引起，常常在面部反射区出现结节或增生，手部性线出现岛形纹或方形纹等病理纹。

面诊法

慢性前列腺炎的面部表现

男性眼外眦三角区有较深的弯曲状血管，耳部艇角区出现小结节。以上均提示慢性前列腺炎。

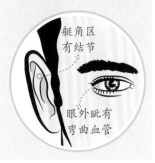

艇角区有结节

眼外眦有弯曲血管

手诊法

慢性前列腺炎的手部表现

生命线末端有干扰线切过，应注意腰痛或前列腺增生；性线上有方形纹、岛形纹，提示慢性前列腺炎。

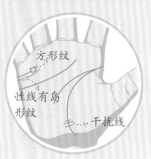

方形纹

性线有岛形纹

干扰线

脉诊法

慢性前列腺炎的脉象表现

脉滑数，膀胱湿热所致；脉弦，肝郁所致；脉细涩，淤滞所致；脉沉细无力，脾气下陷所致。

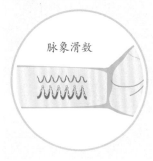

脉象滑数

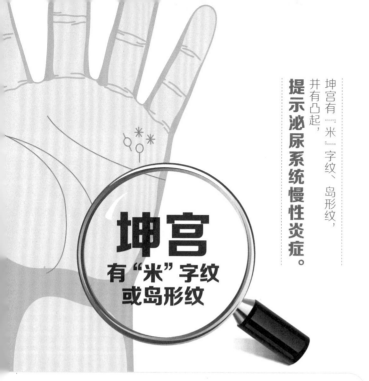

坤宫有"米"字纹、岛形纹，并有凸起。

提示泌尿系统慢性炎症。

坤宫
有"米"字纹
或岛形纹

药膳调理

滑石甘草豆浆汤

滑石粉3克，甘草粉0.5克，豆浆200毫升。将滑石粉和甘草粉倒入碗中，用煮沸的豆浆冲泡，拌匀即可。此汤清利湿热，活血化瘀，可改善前列腺局部血液循环，从而缓解炎症。

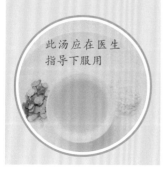

此汤应在医生指导下服用

按摩疗法

按摩会阳穴

会阳穴具有散发水湿、补阳益气的作用。经常按压此处，对泄泻、便血、痔疮、阳痿、前列腺炎等具有很好的疗效。

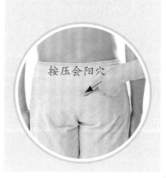

按压会阳穴

慢性前列腺炎这样调

轻度的慢性前列腺炎可以通过日常调理缓解症状。

饮食调理

饮食以清淡为主，少吃辛辣刺激性和酸性较强的食物，不喝烈酒；多吃水果蔬菜及种子类食物。

运动缓解

多做提肛运动。经常主动地收缩肛门，可促进前列腺的气血循环，从而缓解炎症。

情绪调节

患者要重视心理调节，正确认识慢性前列腺炎，避免过度忧虑，保持心情愉快，增强治疗信心，积极配合治疗。

阳痿

阳痿就是阴茎不能有效勃起，是指男子未到性功能衰退时期，虽有性欲，但阴茎不能勃起，或虽勃起而不坚实，或不能持续一定的时间，妨碍了正常性交。

阳痿的临床症状和病因

多伴有面色苍白、焦虑、惊恐、神疲乏力、腰膝酸软、畏寒肢冷，或小便不畅、淋漓不尽等症状。阳痿的发病原因主要与房事过度、恐吓大惊、思虑心烦、久患泌尿系统感染、肝气郁结等相关。

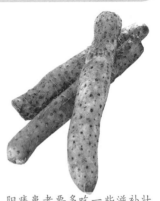

阳痿患者要多吃一些滋补壮阳的食物，如山药、羊肉等。

阳痿的中医诊断方法

中医认为阳痿主要是由肾气损伤、心肾受损或湿热下注引起，通常在耳部生殖器区会有异常改变，同时手部纹路也会出现异常，要学会诊断。

面诊法

阳痿的面部表现
耳内生殖器区、外生殖器区常可见脱屑或灰白色斑点，为提示阳痿的信号。

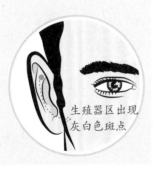

生殖器区出现灰白色斑点

手诊法

阳痿的手部表现
生命线靠拇指内侧生出支线，支线两侧又生小支线，小鱼际部位出现很多横纹；性线短小或不明显。以上均为提示阳痿的信号。

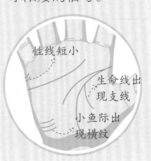

性线短小
生命线出现支线
小鱼际出现横纹

脉诊法

阳痿的脉象表现
脉细，多为心脾受损所致；脉弦，多为肝郁不舒所致；脉弦细，多为恐惧伤肾所致；脉濡数，多为湿热下注所致。

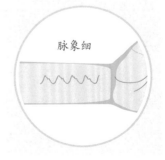

脉象细

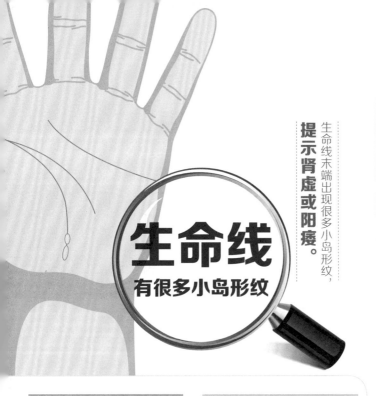

生命线
有很多小岛形纹

生命线末端出现很多小岛形纹，**提示肾虚或阳痿。**

药膳调理

枸杞子山药羊肉汤

羊肉250克，山药50克，枸杞子、盐、姜片各适量。羊肉洗净切片，氽去血水，山药去皮洗净，切块，切花刀。将所有原料一同放入锅中炖至熟烂，加盐调味即可。此汤可补虚祛寒，温肾壮阳。

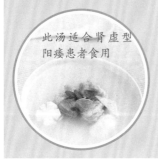

此汤适合肾虚型阳痿患者食用

按摩疗法

按摩腰阳关穴

腰阳关穴是人体元阴、元阳的交汇之所，可以补肾气、益精血，起到阴阳双补的功效。对腰阳关穴进行适当的按摩，可对阳痿等男性生殖系统疾病有缓解和预防作用。

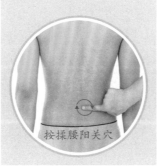

按揉腰阳关穴

阳痿这样调

阳痿是男性常见的生殖系统疾病，可从以下几方面进行预防和调理。

饮食调理

本病偏虚者较多，应适当补充营养，适当进食温补食物，如羊肉、牛肉、红枣、核桃等；忌生冷、寒凉食物。

运动缓解

多进行体育锻炼，运动能畅通气血，可根据自身情况选择适合的运动，如长跑、游泳、打球等。

情绪调节

心态保持乐观，戒除手淫，劳逸结合，多参加文体活动，保持精神愉快，夫妻双方保持情志和谐。

遗精

遗精是指由脾肾亏虚，精关不固，或火旺湿热，扰动精室所致，不因性生活而精液频繁遗泄的一种病症。

遗精的临床症状和病因

遗精临床表现为每周2次以上遗精，并见头晕、耳鸣、健忘、心悸不安、失眠多梦等症状，部分患者可见尿频、尿急、尿痛等症状。本病主要由房事不节、先天不足、用脑过度、思欲不遂、饮食不节、湿热侵袭等引起。

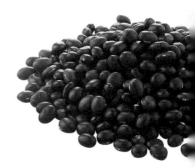

遗精患者多吃黑豆，可补肾填精。

遗精的中医诊断方法

中医认为遗精是由于肾虚精关不固，或君相火旺、湿热下注等扰动精室所致，可以通过面诊法、手诊法、脉诊法诊断出来。

面诊法

遗精的面部表现
耳部三角窝区出现红色油润状斑块，提示遗精频繁引起乏力、腰痛。

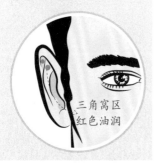

三角窝区红色油润

手诊法

遗精的手部表现
生命线延伸至月丘处，末端生出许多细支纹，提示遗精。

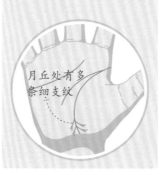

月丘处有多条细支纹

脉诊法

遗精的脉象表现
脉细数，多为心肾不交所致；脉濡数，多为湿热下注所致；脉沉细无力，多为肾气不固所致。

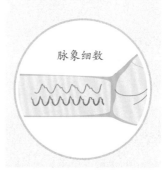

脉象细数

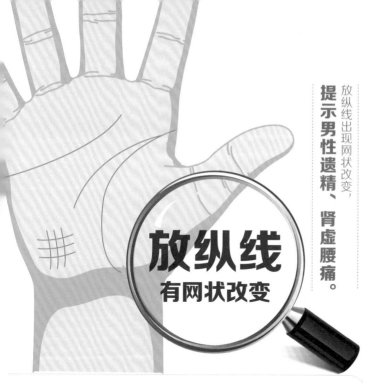

放纵线出现网状改变，

提示男性遗精、肾虚腰痛。

放纵线
有网状改变

药膳调理

枸杞子山药炖母鸡

山药500克，母鸡1只，枸杞子、盐各适量。母鸡洗净切块，加适量水，大火煮至五成熟；山药洗净去皮切块，放入锅中，再放入枸杞子和盐，同煮至熟烂即可。经常饮用此药膳可补肾固精。

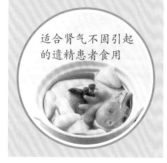

适合肾气不固引起的遗精患者食用

按摩疗法

按摩神门穴

神门穴具有安神、宁心、通络的作用，主治心悸、失眠、健忘等症。与太溪穴、足三里穴配伍，对遗精导致的心悸、失眠等有一定的缓解作用。每天按摩1~2次，每个穴位按摩3~5分钟。

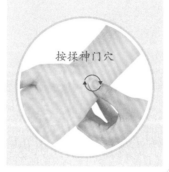

按揉神门穴

遗精这样调

平时应注意调摄心神，排除杂念，以持心为先，同时应节制房事，戒除手淫。

饮食调理

本病以虚证为多，在膳食上偏于补益，忌生冷寒凉。阴虚火旺者，忌温燥之品；肾气不固者，可吃一些核桃、黑豆等。

运动缓解

坚持参加适度的体育活动，如散步、慢跑、球类、瑜伽等，但以不感到劳累为度。

情绪调节

注重精神调养，排除杂念，平时应清心寡欲，丰富业余爱好，避免过度劳累。

图书在版编目（CIP）数据

零基础学面诊手诊脉诊 / 武建设主编 . — 南京：江苏凤凰科学技术出版社 , 2019.11（2024.5 重印）
（汉竹·健康爱家系列）
ISBN 978-7-5713-0430-0

Ⅰ . ①零… Ⅱ . ①武… Ⅲ . ①望诊（中医）②掌纹 – 望诊（中医）③脉诊
Ⅳ . ① R241.2

中国版本图书馆 CIP 数据核字 (2019) 第 119681 号

凤凰汉竹

中国健康生活图书实力品牌

零基础学面诊手诊脉诊

主　　　编	武建设	
编　　　著	汉　竹	
责 任 编 辑	刘玉锋　黄翠香	
特 邀 编 辑	张　瑜　蒋静丽　仇　双	
责 任 校 对	仲　敏	
责 任 监 制	刘文洋	

出 版 发 行	江苏凤凰科学技术出版社
出版社地址	南京市湖南路 1 号 A 楼，邮编：210009
出版社网址	http://www.pspress.cn
印　　　刷	合肥精艺印刷有限公司

开　　　本	720 mm × 1 000 mm　1/16
印　　　张	13
字　　　数	300 000
版　　　次	2019 年 11 月第 1 版
印　　　次	2024 年 5 月第 17 次印刷

标 准 书 号	ISBN 978-7-5713-0430-0
定　　　价	39.80 元（附赠：面诊、舌诊、手诊、脉诊讲解视频）